Knaur

Prof. Dr. med. Hellmut Mehnert

Stoffwechsel

Der Schlüssel zur Gesundheit

Knaur

Prof. Dr. med. Hellmut Mehnert

Stoffwechsel

Der Schlüssel zur Gesundheit

Wie funktioniert der Stoffwechsel?
Richtige und falsche Ernährung
Wirksame Hilfe bei Diabetes, Gicht, Übergewicht, Fettstoffwechselstörungen und Vitaminmangel

www.knaur.de

Bildnachweis

Umschlagfoto: Stock Food, Eising
Illustrationen: Klaus Dursch, Fürth

Bibliografische Information Der Deutschen Bibliothek

Die Deutsche Bibliothek verzeichnet diese Publikation in der Deutschen Nationalbibliografie; detaillierte bibliografische Daten sind im Internet über http://dnb.ddb.de abrufbar.

Projektleitung und Redaktion: Franz Leipold
Herstellung: Karin Kristen
Umschlagkonzeption: ZERO Werbeagentur, München
Satz: Ventura Publisher im Verlag
Druck und Bindung: Clausen & Bosse, Leck
Printed in Germany

ISBN 3-426-66716-9

Inhalt

Vorwort

Stoffwechsel – der Schlüssel zur Gesundheit. Ist diese Behauptung nicht reichlich übertrieben? Ich glaube, dass man sie angesichts folgender Überlegungen gelten lassen kann: Es gibt kein Krankheitsbild, das nicht in irgendeiner Weise eine Stoffwechselstörung im Gefolge hat. Natürlich ist dies am auffallendsten bei klassischen Stoffwechselkrankheiten wie bei der Gicht oder beim Diabetes mellitus. Andererseits bringt aber auch ein Knochenbruch Veränderungen im Knochenstoffwechsel mit sich. Sogar bei Geisteskrankheiten werden bestimmte Stoffwechselstörungen im Gehirn vermutet.
Wenn wir also davon ausgehen, dass unsere Gesundheit durch das Funktionieren unseres Stoffwechsels gewährleistet wird, dann müssen wir uns fragen lassen, ob nicht ein solches Buch, das für den Laien gedacht ist, ein laienverständlicher Querschnitt durch die gesamte Medizin sein müßte. Dies scheint die logische Konsequenz unserer Feststellung zu sein, der Mensch sei nun einmal so gesund wie sein Stoffwechsel. Andererseits würde es aber den Rahmen eines handlichen Buches sprengen und am Zweck der Darstellung vorbeigehen, wenn nun wirklich die gesamte Medizin abgehandelt würde.

Der Zweck dieses Buches soll vielmehr sein, dem Laien die Zusammenhänge zwischen Ernährung und Stoffwechsel zu erklären und anhand von typischen, ja klassischen Stoffwechselkrankheiten aufzuzeigen, welche Bedeutung der Stoffwechsel und die richtige Ernährung für den Menschen haben. Die Auswahl der für diese Darstellungsweise zweckmäßigsten Krankheitsbilder fiel nicht leicht. Dabei war eher das Weglassen ein Problem als die Berücksichtigung unbestritten typischer Stoffwechselleiden.

München, im Winter 2002/2003
Hellmut Mehnert

Stoffwechsel und Ernährung

Was ist das eigentlich – »Stoffwechsel«?

Vor vielen Jahren hat der große Wissenschaftler Franz Knoop den Ausspruch getan, das Leben sei durch fortlaufende chemische Bewegung gekennzeichnet. Vielleicht gibt es auch für das Wort Stoffwechsel keine treffendere Charakterisierung als die »fortlaufende chemische Bewegung«. Gewiss ist das Leben nicht nur Stoffwechsel, aber ohne Stoffwechsel gäbe es kein Leben.

Verdauung und Stoffwechsel: Was wird aus einem Stück Brot?

Verfolgen wir an einem einfachen Beispiel, nämlich am Genuss von einem Stück Brot, was wir unter Stoffwechsel zu verstehen haben. Der Mensch zerkleinert das stärkehaltige Brot, indem er es kaut und indem – in der Mundhöhle, im Magen und dann vor allem im Darm – bestimmte Biokatalysatoren (Enzyme) die Nahrung in Einzelbausteinchen (Moleküle) aufarbeiten. Nur wenn die Moleküle oder Molekülverbände genügend klein aufgearbeitet sind, können diese Nahrungsbestandteile die Darmwand passieren. Diesen Vorgang nennt man Resorption.

Noch hat aber der eigentliche Stoffwechsel nicht begonnen. Er setzt dann ein, wenn die kleinsten Bestandteile des Brotes – in diesem Falle der durch die geschilderten Verdauungsprozesse entstandene Traubenzucker – über die Blutbahn zu verschiedenen Geweben und Organen des Körpers gebracht werden. Der Zucker gelangt von den Blutgefäßen des Darmes, die die Moleküle zuerst aufgenommen haben, zunächst in die Leber; sie bezeichnen wir als das zentrale und wichtigste Stoffwechselorgan des Körpers. Hier beginnt nun wirklich der Stoffwechsel.

Die Leber als Zuckerspeicher

Zunächst einmal kann die Leber den ihr angebotenen Traubenzucker frei passieren lassen und damit dem Stoffwechsel anderer Organe zuleiten. Die Leber ist ferner in der Lage, den Zucker als Leberstärke (Leberglykogen) zu speichern (»Baustoffwechsel«) und bei einem Bedarf des Körpers an Zucker – wie etwa bei körperlicher Arbeit – wieder in Traubenzucker zurückzuverwandeln und zu mobilisieren. Hier »wechselt« also ein »Stoff« in den anderen über. Das Wort »Stoffwechsel« findet seine erste Berechtigung.

Die Leber kann aber auch völlig anders verfahren. Zum Zwecke der Energiegewinnung kann der Traubenzucker in der Leber (wie auch in anderen Organen) durch bestimmte chemische Vorgänge gleichsam »verbrannt« (oxidiert) werden, wodurch Energie für Arbeitsleistung und Wärmebildung bereitgestellt wird. Man kann diesen Vorgang auch als »Betriebsstoffwechsel« bezeichnen. Den Aufbau von Stoffen durch andere Moleküle hingegen (also in unserem Beispiel Glykogen aus Traubenzucker) hatten wir eben als »Baustoffwechsel« kennen gelernt.

Im Baustoffwechsel wird aus Zucker Fett

Eine weitere Möglichkeit, wie die Leber mit dem angebotenen Traubenzucker fertig wird, besteht in der Umwandlung des Zuckers in Fett. Hier tun wir uns schwer, wenn wir diesen Vorgang entweder dem Betriebsstoffwechsel oder dem Baustoffwechsel zuordnen wollen. Warum? Die Fettsäuren werden direkt aus den Traubenzuckermolekülen gebildet und dann mit einem Abbauprodukt des Traubenzuckers (Glyzerinphosphat) zu Neutralfetten umgebildet. Da diese so genannten Triglyzeride im Fettgewebe des Menschen gelagert werden können, wäre dies einerseits ein Vorgang, der dem Baustoffwechsel zuzuordnen ist.

Andererseits sind es aber gerade die damit geschaffenen Fettreserven, die langfristig gesehen eine Versorgung des vorübergehend hungernden Körpers mit Energie ermöglichen. Das wäre nun wieder ein klassisches Beispiel für den Betriebsstoffwechsel. Eine strenge Trennung im physiologischen und biochemischen Sinne zwischen Bau- und Betriebsstoffwechsel ist also nicht immer möglich.

Wer isst schon gerne trockenes Brot?

Nehmen wir an, unser Mensch, an dem wir den Begriff Stoffwechsel erklären wollen, hat ein Stück Brot mit Butter und Wurst gegessen. Bis zur Resorption passiert in etwa wieder das gleiche wie bei der alleinigen Zufuhr von Brot. Der Unterschied besteht nur darin, dass jetzt für die Verdauung von Eiweiß (Protein), das in der Wurst enthalten ist, und für Fett, das in der Butter (und in der Wurst) steckt, andere Enzyme zur Verdauung benötigt werden.

Die Einzelbestandteile des Eiweißes, die so genannten Aminosäuren, fließen wiederum über die Darmgefäße zunächst der Leber zu. Hier dominiert nun in der Regel eindeutig der Baustoffwechsel. Aus den Aminosäuren baut die Leber unentbehrliches wichtiges Körpereiweiß auf, das in vielfältiger Form unser Leben bestimmt. Zwar können aus dem Darm resorbierte Aminosäuren auch bereits in der Schleimhaut des Darms zu Eiweißkörpern synthetisiert werden; bevorzugt findet die Proteinsynthese aber in der Leber statt.

Um ein Beispiel für die Bedeutung der Proteinsynthese zu nennen, sei erwähnt, dass all die Enzyme, die regulierend in den Stoffwechsel eingreifen und die verschiedenen geschilderten Stoffwechselvorgänge überhaupt erst ermöglichen, aus Eiweiß bestehen, das der Körper selbst synthetisiert.

Eiweiß für den Notfall

In Notsituationen ist der Körper in der Lage, auf Eiweiß zurückzugreifen, um aus den einzelnen Aminosäuren Energie zu gewinnen. Dieses Verfahren geht aber zu Lasten des Baustoffwechsels, denn es wird wichtiges körpereigenes Eiweiß dafür herangezogen.

Wie wird Fett resorbiert?

Der Mechanismus der Fettresorption – um auf die Butter unseres Brotes zu kommen – ist ein wenig komplizierter. Fett kann zwar auch unter Umgehung der Leber

in Form von Fetttröpfchen resorbiert werden und in den Kreislauf des Menschen gelangen. Dennoch leistet letztlich die Leber auch hier wieder »Veränderungsarbeiten«, das heißt, sie bewerkstelligt den Stoffwechsel der Fette.
Je mehr Stoffwechselvorgänge im Einzelnen erforscht worden sind, um so größer wird unsere Ehrfurcht vor der unerhörten Vielfalt der Lebensvorgänge. Wie gesagt: Leben ist nicht nur Stoffwechsel, aber ohne Stoffwechsel gäbe es kein Leben. Wenn wir dieses Grundprinzip akzeptiert haben, können wir uns nun an Einzelheiten wagen, um unser Verständnis zu vertiefen und damit auch die Erklärung für manche Erscheinungen bei den später zu besprechenden Stoffwechselkrankheiten zu finden.

Woraus besteht der menschliche Körper?

Wir müssen essen und trinken, um den Stoffwechsel in Gang und den Menschen am Leben zu halten. Hierfür sind die drei Grundnährstoffe Kohlenhydrate, Fett und Eiweiß, ferner die unentbehrlichen Vitamine und Mineralstoffe sowie Wasser erforderlich. Für den Laien ist es meist verblüffend, dass gerade das Wasser der – wenn man solche Superlative überhaupt verwenden darf – wichtigste Stoff für das Leben ist. Im Wasser laufen alle chemischen Prozesse ab, und es macht allein ca. 60 % des Gewichts eines Erwachsenen aus.
Man nimmt an, dass bei einem 70 kg schweren Erwachsenen jeweils ca. 17 % des Gewichts aus Fett und Eiweiß gebildet werden, während die Kohlenhydrate – ebenso wie das Kalzium (im Knochenkalk!) – nur ungefähr 1,5 % ausmachen. Der Körper kann lediglich ein Zehntel seines Wasserbestandes und etwa ein Drittel der Mineralstoffe entbehren.

Fett – die größte Energiereserve des Körpers

Der Fettbestand des Körpers ist am leichtesten zu mobilisieren und stellt damit die größte Energiereserve dar. Während man mit dem Traubenzucker, den man aus dem Leberglykogen zurückgewinnt, den Energiebedarf nur Stunden decken kann, kann ein normalgewichtiger Mensch durchaus einige Wochen überleben, indem

er seine Fettreserven mobilisiert. Mit steigendem Lebensalter nimmt erfahrungsgemäß die Masse des Muskelgewebes ab, während sich die Fettpolster erhöhen. Dem kann durch eine vernünftige Ernährung und insbesondere durch regelmäßige körperliche Tätigkeit (Muskeltraining!) vorgebeugt werden.
Es mag überraschen, dass die Muskulatur, das größte und im Übrigen auch besonders stoffwechselaktive Organ, bei einem 70 kg schweren Menschen beinahe die Hälfte des Gewichtes ausmacht. Ein Siebentel wiegt das Fettgewebe, während auf die für das Übergewicht so oft verantwortlich gemachten »schweren Knochen« nur ein Zehntel des Körpergewichts entfällt. Die Knochenmasse unterliegt nur relativ geringen Schwankungen, und ein Übergewicht kann daher nicht mit einem schweren Knochenbau erklärt werden. Lebensnotwendige Gebilde wie die Schilddrüse oder die Nebennieren wiegen nur 20 g, und auch die Bauchspeicheldrüse nimmt sich mit 70 g gering aus gegen 4 kg Bindegewebe, 5,5 l Blut oder die großen Gewichtsmassen von Muskeln und Fett.

Enzyme, Hormone, Rezeptoren

Die schon erwähnten Enzyme sind Biokatalysatoren, lebensnotwendige Eiweißstoffe, mit deren Hilfe die verschiedenen Stoffwechselabläufe in Gang gesetzt werden bzw. ablaufen. Grundlage des Lebens ist ja ein geregelter Fluss solcher Stoffwechselbruchstücke (Metabolite) durch verschieden verlaufende Stoffwechselwege in der Körperzelle. Man darf davon ausgehen, dass der Stoffwechsel bei Bakterien, Pflanzen und beim Menschen prinzipiell über gleichartige Reaktionen abläuft.

Unsere Körperzellen – kleine Fabriken mit Fließbändern

Der Stoffwechsel einer Zelle wurde einmal mit der Produktion einer Fabrik verglichen (Förster). Man kann sich vorstellen, dass an den Fließbändern (Reaktionsketten und Reaktionszyklen) die Arbeiter (Enzyme) die Werkstücke (Zwischenprodukte des Stoffwechsels) bearbeiten. Wenn der Absatz eines Produktes stockt, müssen vermehrt andere Produkte geschaffen werden, um die Bilanz des

Betriebes in Ordnung zu halten. Bei Ausfall eines Fließbandes müssen Fertigteile von außen zugeführt werden, wie wir es oben für den Baustoffwechsel und die Aminosäuren festgestellt haben. Vielleicht werden auch unfertige Produkte ausgeliefert, die dann in einer anderen Fabrikhalle neu bearbeitet werden müssen. Eine gute Koordination muss die einzelnen Fließbänder einer solchen Fabrik aufeinander abstimmen, um einen geordneten Betrieb zu ermöglichen. Andererseits darf die Schaltung aber nicht so rigide sein, dass eine »Anpassung an die Marktlage« nicht möglich ist.

Was sind Enzyme?

Die Regulation des Stoffwechsels erfolgt also mit Hilfe dieser Enzyme: Praktisch alle chemischen Abläufe in Zellen werden durch Enzyme katalysiert. Dem Körper stehen verschiedene Möglichkeiten zur Verfügung, die Steuerung des Stoffwechsels enzymatisch zu beeinflussen. Enzyme werden mitunter auch als Fermente bezeichnet, besonders wenn es sich um die Verdauungsfermente in Magen und Darm handelt, die bei der Aufspaltung der Nahrung eine so wesentliche Rolle spielen. Prinzipiell handelt es sich aber um die gleichen Eiweißsubstanzen mit hoch spezialisierten Aufgaben.

Was sind Hormone?

Grundsätzlich von den Enzymen zu unterscheiden sind die Hormone. Im menschlichen Körper finden sich bestimmte Organe, die Hormone produzieren; zu diesen »endokrinen Drüsen« zählen zum Beispiel die Schilddrüse, die Hypophyse, die Nebenniere und bestimmte Teile der Bauchspeicheldrüse. Hormone sind Vermittlersubstanzen, gleichsam »Sendboten«, die aus den genannten Organen direkt in die Blutbahn abgegeben werden. Um am Zielorgan (zum Beispiel an der Muskulatur oder an der Leber) die gewünschte Reaktion auslösen zu können, benötigt das Hormon spezifische Rezeptoren, die an vielen Körperzellen nachgewiesen werden konnten. Diese Rezeptoren können aus dem Angebot der im Blut zirkulierenden Hormone »ihr« Hormon erkennen und binden. Die Rezeptoren sind zumeist Bestandteil der Zellwände, können aber auch im Zellinneren vorkommen.

Drei weitere Faktoren bestimmen, welche Hormonmengen an den Zellen der Zielorgane wirksam sind:

- Die Ausschüttung aus der entsprechenden endokrinen Drüse (zum Beispiel Schilddrüsenhormon aus der Schilddrüse).
- Die Art des Transportes im Blut, da Stoffe, die gegen ein Hormon gerichtet sind, hier bremsend wirken können.
- Die Art und die Geschwindigkeit des Hormonabbaus.

Die wichtigsten Hormone des Menschen

Folgende Stoffe spielen eine Rolle: Das **Insulin** ist von besonderer Bedeutung für viele aufbauende (anabole) Prozesse und wird im Zusammenhang mit Diabetes mellitus (Zuckerkrankheit) später besprochen. Ebenso wie Insulin wird in der Bauchspeicheldrüse das **Glukagon** gebildet – eine Art Gegenspieler des Insulins. Es wirkt nämlich blutzuckersteigernd, während Insulin den Blutzucker senkt. Ebenfalls blutzuckersteigernd wirken die so genannten **Katecholamine** (Adrenalin und Noradrenalin), die im Mark der Nebenniere gebildet werden. Die Stoffwechseleffekte kommen dabei auf zum Teil andere Weise zustande als beim Glukagon. Das menschliche **Wachstumshormon** übt eine Reihe von Wirkungen auf verschiedene Gewebe wie Muskulatur, Fettgewebe und Leber aus. Hier handelt es sich um ein Hormon mit dem oben erwähnten typischen Langzeiteffekt.

Unter dem verallgemeinernden Namen **Cortison** werden häufig jene Substanzen zusammengefasst, die richtiger als **Glukokortikoide** bezeichnet werden. Diese Glukokortikoide, die auch als Medikamente eine überragende Rolle spielen, entfalten ihren Effekt vor allem auf die Synthese bestimmter Enzymgruppen. Besonders bekannt ist der abbauende (katabole) Effekt der Glukokortikoide, das heißt sie fördern die Zuckerneubildung (Glukoneogenese), zum Beispiel aus Eiweiß.

Die **Schilddrüsenhormone** zeichnen sich durch vielfältige Wirkungen aus.

Besonders auffällig ist, dass sie den Sauerstoffverbrauch und die Wärmeproduktion erhöhen, womit man früher indirekt die Funktion der Schilddrüse gemessen hat. Heutzutage kann man Schilddrüsenhormone direkt im Blut bestimmen. Erwähnt sei ferner die Anregung der Biosynthese vieler Enzyme und Proteine durch das Schilddrüsenhormon **Thyroxin**.
Vielen endokrinen Drüsen übergeordnet sind die Hormone der Hypophyse (Hirnanhangsdrüse) und des so genannten Hypothalamus. Das hypophysäre Corticotropin (ACTH) beispielsweise steuert die Ausschüttung von Cortisol durch die Nebennierenrinde. Eine Vielzahl weiterer, ebenfalls wichtiger Hormone – wie beispielsweise die Geschlechtshormone – kann hier nicht besprochen werden.

Energie: Gewinn, Speicherung, Verbrauch

Der Organismus benötigt Nahrung, um seinen Brennstoffbedarf zu decken. Wie schon erwähnt, hat es sich aus praktischen Gründen bewährt, zwischen Betriebsstoffwechsel und Baustoffwechsel zu unterscheiden, auch wenn eine strenge Trennung im eigentlichen Sinne nicht möglich ist. Der Betriebsstoffwechsel erfordert Brennstoff für die Arbeitsleistung und für die Bildung von Wärme, während der Baustoffwechsel dazu dient, Körpersubstanz aufzubauen bzw. zu erhalten. Die drei Grundnährstoffe Kohlenhydrate, Fett und Eiweiß können einander dabei in verschiedener, jedoch nicht in jeder Hinsicht vertreten.

Stoffwechsel – der Mensch als Maschine

Die für den Stoffwechselablauf unentbehrliche Energie wird aus dem Sammelbecken der so genannten energiereichen Phosphate unterhalten, die aus den wichtigsten energiebringenden biochemischen Reaktionen des Körpers hervorgehen. Chemisch gebundene Energie der Nahrung wird durch die biologische Oxidation auf jene energiereichen Phosphate (ATP) übertragen. Wolfram betont, dass bei der Umsetzung von chemischer Energie in mechanische Energie die »Maschine Mensch« einen vergleichsweise hohen Wirkungsgrad aufweist. Wohl wird der größte Teil der Energie als Wärme abgegeben, immerhin kann der

Mensch aber etwa 25 % der Nahrungsenergie in mechanische Arbeit umsetzen. Der Wirkungsgrad ist demzufolge wesentlich höher als der einer Dampfmaschine.

Beispiel: der Mensch als Herd

Man kann sich die »Maschine Mensch« auch als Herd vorstellen (ebenfalls kein sehr schmeichelhaftes Beispiel), auf dem mit Hilfe von verbranntem Holz und Kohle eine Suppe warm gemacht wird. Der Verbrennungsprozess und die Erzeugung von Wärme entsprächen dann dem Betriebsstoffwechsel. Das Beispiel träfe auch auf die Veränderung der zum Kochen aufgestellten Mahlzeiten zu, so wie im menschlichen Stoffwechsel ja ebenfalls durch Vorgänge des Betriebsstoffwechsels die zugeführten Nährstoffe verändert werden.

Energie und Wärme

Etwa 10 % der umsetzbaren Energie benötigt der Mensch für mechanische Arbeit wie das Funktionieren von Herz und Lunge (Atmung). Mehr als 90 % müssen für den Baustoffwechsel und andere Aufgaben verwendet werden. Bei normalen Außentemperaturen ist nur eine geringe Muskeltätigkeit nötig, um genügend Wärme für eine konstante Körpertemperatur zu erzeugen. Die Temperaturkonstanz ist von entscheidender Bedeutung, da schon kleine Schwankungen um wenige Grade genügen, den Menschen in seiner Gesundheit ernsthaft zu gefährden (Unterkühlung bzw. Fieber). Bei vermehrter körperlicher Arbeit wird der Überschuss an Wärme nach außen abgegeben, zum Beispiel mit Hilfe der Verdunstungswärme von Wasser durch Schwitzen.

Energiegehalt unserer Nahrung

Die verschiedenen Nährstoffe haben einen unterschiedlichen Energiegehalt, der in Kilokalorien (kcal) oder in Kilojoule (kJ) gemessen wird (1 kcal = 4,184 kJ). Wichtig ist zu wissen, dass 1 g Kohlenhydrat oder 1 g Eiweiß nicht einmal halb so viel Energie liefern können wie 1 g Fett. Der in seinem Kaloriengehalt oft unterschätzte Alkohol ist in der Mitte angesiedelt (siehe unten).

Gesetz der Erhaltung der Energie

Es ist das Verdienst Rubners, durch Bilanzversuche entdeckt zu haben, dass das von Meyer und von Helmholtz entdeckte »Gesetz der Erhaltung der Energie« auch für Lebewesen und insbesondere für den Menschen voll gültig ist. Physikalisch gesehen ist der menschliche Körper ein »offenes System«, das heißt zur Aufrechterhaltung seines Zustandes ist ein dauernder Energiezufluss notwendig. Die Energie bezieht der Mensch aus der Nahrung.

Nicht verwunderlich ist, dass auch bei absoluter Ruhe ein Energieumsatz, der so genannte Grundumsatz, besteht. Schließlich muss ja zum Beispiel Herzarbeit geleistet und die Atemmuskulatur bewegt werden. Der Grundumsatz des Erwachsenen liegt im Mittel bei 1600 kcal pro Tag, ist jedoch stark abhängig von Geschlecht, Alter und Körperoberfläche. Ganz besonders wird der Grundumsatz durch die Schilddrüsenhormone modifiziert, deren Überproduktion eine starke Grundumsatzerhöhung mit sich bringt. Der hohe Anteil des Gehirns am Grundumsatz (25 %!) ist bemerkenswert, wenn man sich überlegt, dass es nur einen Bruchteil des Körpergewichts ausmacht.

Der Leistungszuwachs über den Grundumsatz hinaus ist der folgenden Tabelle zu entnehmen. Besonders hoch ist er bei verschiedenen sportlichen Betätigungen; so haben Ringer einen Energieverbrauch von 900 kcal pro Stunde!

Den Kalorienverbrauch (Tagesumsatz) bei verschiedenen Berufsgruppen zeigt die nachfolgende Tabelle. Radrennfahrer (Tour de France!) können fast 10000 kcal am Tag verbrauchen. Zusätzlicher Energiebedarf entsteht, wenn die Umgebungstemperatur entsprechend niedrig sind; so hängt beispielsweise die Überlebenszeit von Schiffbrüchigen entscheidend von der Wassertemperatur ab.

Energieverbrauch eines 70 kg schweren Mannes bei verschiedenen Tätigkeiten (nach Bäßler, Fekl, Lang)

Aktivität	kcal/h
Schlaf	65
Wachzustand, ruhig liegend	77
Ruhig sitzend	100
An- und Auskleiden	118
Schnelles Schreibmaschinenschreiben	140
Spazierengehen	200
Holzstämme sägen	480
Treppen steigen	1100

Energieverbrauch (pro Tag) verschiedener Berufsgruppen (nach Bäßler, Fekl, Lang)

Aktivität	kcal
Vorwiegend sitzende Beschäftigung (Schriftsteller, Kaufmann, Beamter)	2200 bis 2400
Leichte Muskelarbeit, vorwiegend im Sitzen, auch teilweises Gehen und Sprechen (Lehrer, Schneider)	2600 bis 2800
Mäßige Muskelarbeit (Briefträger, Schuhmacher)	ca. 3000
Stärkere Muskelarbeit (Metallarbeit, Maler)	3400 bis 3600
Schwerarbeiter	4000 und mehr
Schwerstarbeiter	5000 und mehr

Kohlenhydrate*

Kohlenhydrate, die der Mensch für seine Ernährung benötigt, werden in erster Linie mit pflanzlichen Stoffen aufgenommen. Hier handelt es sich vorwiegend um zucker- und stärkehaltige Produkte wie Brot, Mehl, Nährmittel, Kartoffeln, Obst und Gemüse. In Fleischwaren sind nur unbedeutende Mengen an Kohlenhydraten in Form von Glykogen vorhanden. Für den Säugling ist der Gehalt an Milchzucker in der Milch besonders wichtig, das erste Kohlenhydrat, das dem Menschen in seinem Leben zugeführt wird. Glukose (Traubenzucker), Fruktose (Fruchtzucker) und Galaktose (ein Bestandteil des Milchzuckers) sind die wichtigsten einfachen Kohlenhydrate und werden als Zucker im engeren Sinne bezeichnet. Hinzu kommen die Zweifachzucker Saccharose (Rohrzucker oder Kochzucker), Maltose (Malzzucker) und die schon erwähnte Laktose (Milchzucker). Zweifachzucker bestehen aus zwei Molekülen von Einfachzuckern; so enthält zum Beispiel ein Molekül Saccharose je ein Molekül Glukose und Fruktose.

Der Mensch kann wenig Kohlenhydrate speichern. Hierfür kommt eine Menge von 300 bis 400 g Leberglykogen in Betracht, die nach 18 Stunden Hungern vollständig als Traubenzucker freigesetzt sind. Zu diesem Zeitpunkt muss Glukose durch die Glukoneogenese (Neubildung von Traubenzucker) aus verschiedenen Vorstufen bereitgestellt werden. Besonders nachteilig ist es, wenn dieser katabole Prozess die Eiweißreserven des Körpers angreift, weil damit wertvolle Proteine eingeschmolzen werden.

Zucker in der Nahrung

Die Nahrung des Menschen enthält vor allem – und dies zumeist zu viel! – Saccharose, ferner Laktose, wenig Maltose und die Mehrfachzucker (Polysaccharide) Stärke und das ähnlich aufgebaute Glykogen. Die erwähnten Einfachzucker finden sich als Traubenzucker und Fruchtzucker besonders im Obst.

* Die häufig verwendete Schreibweise »Kohlehydrate« (statt Kohlenhydrate) ist falsch, da die Benennung dieses Nährstoffs nicht von der Kohle, sondern vom Element Kohlenstoff abzuleiten ist.

Bestimmte Polysaccharide wie zum Beispiel Zellulose sind Bestandteile pflanzlicher Zellen und können vom Menschen nicht verdaut werden. Sie sind aber als Ballaststoffe für die Funktion des Magen-Darm-Traktes durchaus von Bedeutung.

Verdauung von Kohlenhydraten

Kohlenhydrate werden teilweise bereits durch ein Ferment (Enzym) des Speichels, Amylase genannt, im Mund verdaut, oder anders formuliert: Die Stärkespaltung beginnt in der Mundhöhle. Wichtiger für die Kohlenhydratverdauung ist aber die Absonderung einer Amylase der Bauchspeicheldrüse, eines Organs, das ja beim Menschen eine mehrfache Funktion erfüllt: In bestimmten Zellen wird das nur in die Blutbahn abgesonderte Hormon Insulin (sowie das Glukagon) gebildet, während der Bauchspeichel (u.a. mit der Amylase) dazu dient, die zugeführten Nährstoffe abzubauen. Die Spaltprodukte der Kohlenhydrate werden schließlich durch spezielle Fermente, die an der Oberfläche der Darmzellen sitzen, zerlegt, so dass die Aufnahme in Form von Einfachzuckern (Monosacchariden) erfolgt.

Kohlenhydrate – wichtig für die Ernährung

Kohlenhydrate haben für unsere Ernährung eine entscheidende Bedeutung, da sie sowohl Energieträger als auch Bestandteile des Baustoffwechsels sind. Ersatzweise kann Traubenzucker durch enzymatische Prozesse im Körper aus Aminosäuren, Glyzerin und Milchsäure gebildet werden, jedoch nicht aus Fettsäuren. Umgekehrt jedoch können Fettsäuren sehr wohl aus Traubenzucker entstehen (siehe Seite 12).

Ernährung ohne Kohlenhydrate?

Eine kohlenhydratfreie Ernährung ist abzulehnen, auch wenn sie immer wieder – insbesondere bei Fastenkuren – empfohlen wird. Als Folge einer solchen Fehlernährung kommt es zur Unterzuckerung und Übersäuerung des Organismus. Im

Übrigen muss der Körper in jedem Falle Traubenzucker zur Verfügung haben, um bestimmte Gewebe und Zellen – Gehirn, Nerven, Blutzellen – mit dem lebensnotwendigen Brennstoff zu versorgen. Der Organismus ist ohne Kohlenhydratzufuhr gezwungen, den ungünstigen Weg der Glukoneogenese (Einschmelzung von Eiweiß) zu beschreiten. Wie an einem Beispiel eingangs dieses Buches geschildert wurde, werden die mit der Nahrung aufgenommenen Kohlenhydrate vorwiegend als Traubenzucker zur Leber transportiert und dort als Glykogen gespeichert, zu Fett verwandelt, zu Wasser und Kohlensäure verbrannt oder nach freier Leberpassage unverändert als Traubenzucker im Blut weitergegeben.

Traubenzucker in der Blutbahn

Auch die Muskulatur bezieht ihre Energie außer aus Fettsäuren aus Zucker, wovon Sportler durch Zuckereinnahme vor dem Wettkampf unmittelbar Gebrauch machen. Wenn die Traubenzuckerkonzentration im Blut einen Wert von 160 bis 180 mg/dl (= mg%) überschreitet, wird Zucker im Urin ausgeschieden. Dies ist ein charakteristisches Merkmal für das Vorliegen eines Diabetes mellitus (Zuckerkrankheit). Die Blutzuckerkonzentration sollte nicht unter 50 mg/dl absinken, da es sonst zu Mattigkeit, Zittern, Schweißausbruch und schließlich zu Bewusstlosigkeit und Krämpfen kommen kann. Wie wir hörten, wirken verschiedene Hormone – wie Glukagon, Adrenalin und Cortisol – diesem Zustand entgegen, indem sie den Reservezucker der Leber, also das Glykogen, mobilisieren oder Zucker neu bilden (Glukoneogenese). Fruchtzucker und spezielle so genannte Zuckeralkohole (die aber mit Alkohol im eigentlichen Sinne nur chemisch etwas zu tun haben), wie zum Beispiel Xylit und Sorbit, spielen in der Ernährung des Diabetikers eine gewisse, aber eher unbedeutende Rolle (siehe Seite 123).

Da die Blutzuckerkonzentration in den neuen Bundesländern, in Großbritannien und auch in der Schweiz in Millimol pro Liter (mmol/l) und nicht in Milligrammprozent (mg%) oder Milligramm pro Deziliter (mg/dl) berechnet wird, gibt die folgende Tabelle in Form eines so genannten Nomogramms Auskunft über die wechselseitige Umrechnung dieser Werte (Beispiel: 180 mg% = 10 mmol/l).

Nomogramm für die Umrechnung von mg- und mmol-Werten der Blutglukose

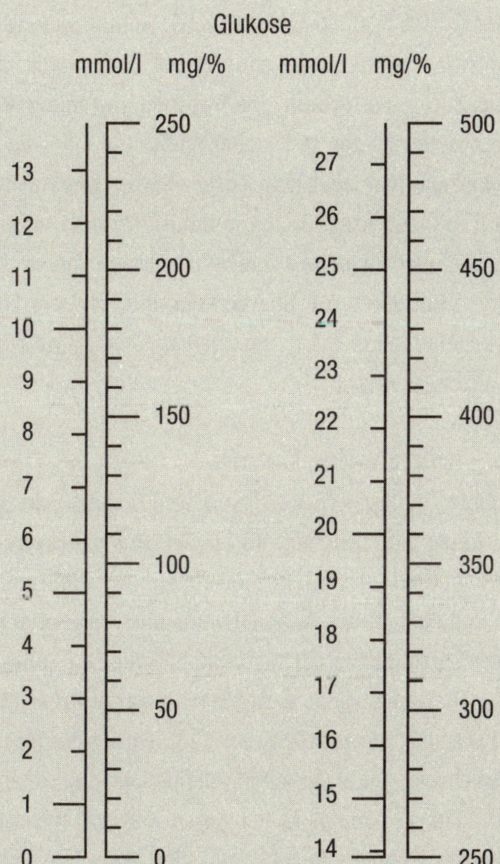

18,016 x mmol/l = mg/%

0,0555 x mg/% = mmol/l

Macht Zucker krank?

Zucker (Saccharose, Rohrzucker) steht seit jeher im Brennpunkt ernährungsphysiologischer Diskussionen. Man hat dabei den Eindruck, als ob es sich bei den Diskutanden oft um Ideologen reinsten Wassers handelte. Die einen machen den Zucker für alle möglichen Krankheiten wie Krebs, Multiple Sklerose und Diabetes mellitus verantwortlich, während die anderen auf den bedeutenden energieliefernden Anteil des Zuckers schwören. Die Wahrheit liegt in der Mitte. Nachweisbar verantwortlich ist der Zucker nur – aber immerhin! – für die Zahnfäule (Karies). Andererseits kann man aber dem Zucker keinen besonderen ernährungsphysiologischen Wert beimessen, da mit ihm nur »leere Kalorien« – also keine wichtigen Nährstoffe oder Vitamine – zugeführt werden und ein exzessiver Konsum sicherlich dem Entstehen von Übergewicht und Fettsucht Vorschub leistet. Zucker ist also beileibe kein »Gift«, andererseits aber auch kein besonders zu empfehlendes Nahrungsmittel.

Ballaststoffe – Hilfe für den Darm

Die bereits erwähnten Ballaststoffe werden in der Ernährung des Menschen nach wie vor noch zu wenig berücksichtigt. Es handelt sich dabei um Polysaccharide wie Zellulose, Pektin, Guar u.ä., welche die Aufnahme der Nahrung aus dem Darm etwas verzögern und einer Verstopfung (Obstipation) vorbeugen können.
Der Anteil der Kohlenhydrate an der Gesamtkalorienmenge sollte mindestens 50 % betragen. Schon hier sei erwähnt, dass der Fettanteil zwischen 30 und 35 % und der Eiweißanteil zwischen 15 und höchstens 20 % liegen soll. Diese Forderung gilt ebenso für stoffwechselgesunde Personen wie für Diabetiker. Eine noch stärkere Betonung des Kohlenhydratanteils in der Kost wäre zwar wünschenswert, wird aber aus Gründen des Wohlgeschmacks von vielen Menschen nicht befolgt.

Fette

Das Nahrungsfett ist ein besonders wichtiger Kalorienträger und dient als Lösungsmittel der Vitamine A, D, E und K (siehe Seite 34 f.); außerdem enthält es

essentielle, also unentbehrliche Fettsäuren. Ein Drittel der täglich zugeführten Fettmenge sollte aus diesen mehrfach ungesättigten Fettsäuren, ein weiteres Drittel aus einfach ungesättigter Ölsäure (zum Beispiel als Olivenöl) und ein letztes Drittel aus so genanntem gesättigtem Fett (zum Beispiel Butter) bestehen.
Als wichtigste fetthaltige Nahrungsmittel sind Butter, Schmalz, Margarine, Speck und Öl anzusehen. Weiterhin gibt es praktisch kein tierisches Eiweiß, das in Lebensmitteln nicht zusammen mit Fett vorkommt. Das Fett in der Nahrung besteht beinahe zu 100 % aus so genannten Neutralfetten, die wir bereits als Triglyceride kennen gelernt haben. Der winzige Rest sind wichtige Lipoide wie Phosphatide, Carotinoide und Cholesterin. Bestimmte Fettsäuren haben Vitamincharakter und müssen mit der Nahrung zugeführt werden.

Fettverdauung – kompliziert, aber effizient

Offenbar beginnt die Verdauung der Fette bereits mit einem Lipase genannten Ferment in der Mundhöhle. Generell muss Fett vor der Resorption in eine fein verteilte Form überführt werden, da die fettspaltenden Fermente, die Lipasen, nur von der wässrigen Phase her die wasserunlöslichen Fetttröpfchen erreichen können. Insbesondere die Gallensäuren dienen hierbei als eine Art Emulgatoren. Im Dünndarm werden die Triglyceride durch die Lipase des Bauchspeichels gespalten. Die Resorption der Fette erfolgt entweder in molekularer Form oder als Mikrofetttröpfchen. So wird in den Darmzellen eine erneute Synthese der Fettbestandteile, die vorher gespalten worden waren, zu Triglyceriden durchgeführt: Diese werden über die Lymphbahn in das Blut transportiert. Man nennt sie Chylomikronen. Die mit diesen Chylomikronen in den Kreislauf gelangten Triglyceride werden rasch von den Körpergeweben aufgenommen.
Der Stoffwechsel der Fette im Organismus ist sehr kompliziert, dabei nimmt die Leber eine zentrale Stellung ein. Dort werden im Wesentlichen auch die Eiweißkomponenten der Lipoproteine (wichtige Fett-Eiweiß-Verbindungen) synthetisiert. Hierauf wird später im Kapitel »Fettstoffwechselstörungen« (siehe Seite 82 ff.) näher eingegangen werden.

Wofür braucht der Körper Cholesterin?

Diese fettähnliche Substanz hat im Körper wichtige Aufgaben:

- Sie ist Bestandteil von Zellmembranen.
- Sie dient als Ausgangssubstanz für die Synthese verschiedener Hormone.

Täglich werden etwa 500 mg Cholesterin mit der Nahrung zugeführt und etwa 1000 mg im Körper gebildet. Obwohl die körpereigene Produktion bei vermehrter Cholesterinzufuhr gedrosselt wird, kommt es nicht zu einem vollkommenen Ausgleich. Dies ist praktisch bedeutsam, weil Menschen mit einem krankhaft erhöhten Blutcholesterinspiegel unbedingt darauf achten müssen, die Zufuhr von Cholesterin über die Nahrung stark zu verringern (siehe Seite 90 ff.).

Eiweiß

Eiweiß, auch Protein genannt, ist aus Aminosäuren aufgebaut. Dem Organismus sind allerdings für die Synthese von Aminosäuren Grenzen gesetzt. Es gibt so genannte essentielle Aminosäuren, die im Körper nicht gebildet werden können; das bedeutet, der Mensch ist auf deren Zufuhr von außen angewiesen.

Wieviel Eiweiß benötigt der Mensch?

Tierisches Eiweiß enthält im Vergleich zu pflanzlichem Eiweiß mehr essentielle Aminosäuren und sollte deswegen bevorzugt werden. In erster Linie trifft dies auf Fleisch, Milchprodukte, Eier und Fisch zu. Als Faustregel gilt, dass 1 g Eiweiß pro kg Körpergewicht zugeführt werden sollte. Schwangere, Kinder, Jugendliche und ältere Menschen benötigen meist größere Mengen an Eiweiß.

Eiweißverdauung

Die zugeführten Proteine werden bei der Verdauung in so genannte Oligopeptide (Eiweißbruchstücke) und Aminosäuren aufgespalten und resorbiert. Aus dem

Darm aufgenommene Aminosäuren werden teilweise bereits in den Darmzellen selbst wieder zu Eiweißkörpern synthetisiert. Die meisten Aminosäuren gelangen jedoch in die Blutbahn und werden bei Bedarf in der Leber zu den jeweils erforderlichen körpereigenen Proteinen zusammengesetzt. Während sich ein Mangel an Kohlenhydraten und Fett im Wesentlichen als Kalorienmangel bemerkbar macht und zur Magersucht führt, entsteht bei Eiweißmangelernährung, auch bei ausreichender Kalorienzufuhr, ein schwerwiegendes Krankheitsbild mit erheblichen Schäden – eine Folge des Abbaus von körpereigenem Eiweiß.

Was versteht man unter biologischer Wertigkeit?

Die Angaben zur biologischen Wertigkeit verschiedener Eiweißsorten sind recht unterschiedlich. Generell gilt: Sie ist um so höher, je weniger Eiweiß man benötigt, um den Eiweißbedarf eines Menschen zu decken. Wenn auch in der Regel den tierischen Proteinen der Vorzug zu geben ist, lassen sich durch Kombinationen pflanzlicher Proteine untereinander oder auch mit tierischen Eiweißkörpern deutliche Besserungen der biologischen Wertigkeit erzielen.

Alkohol

Es mag verwundern, dass im Zusammenhang mit den lebensnotwendigen Nährstoffen Kohlenhydrate, Fett und Eiweiß ein weiterer Stoff an dieser Stelle Berücksichtigung findet, der als Kalorienträger, als Genussmittel und gleichzeitig als Verursacher vieler Krankheiten eingestuft werden muss: der Alkohol. Sein Verbrauch macht bei erwachsenen Männern in der Bundesrepublik Deutschland 13 % der Energiezufuhr aus und entspricht damit beinahe der gewünschten Kalorienmenge, die sich der Mensch in Form von Eiweiß zuführen sollte. 1 g Alkohol hat einen Brennwert von ca. 7 kcal; ebenso wie reiner Zucker ist Alkohol ein »leerer« Energieträger, der keine wichtigen Nährstoffe oder Vitamine aufweist. Es steht außer Zweifel, dass die zusätzlich eingenommenen Alkoholkalorien wesentlich zur Übergewichtigkeit beitragen. Den Alkoholgehalt bestimmter Getränke können Sie aus der Tabelle Seite 30 entnehmen.

Alkoholgehalt verschiedener Getränke (nach Wolfram)

	Volumenprozent (Vol%)	Gewichtprozent (g/100 ml)
Lagerbier	4,0–6,0	3,2–4,8
Starkbier	5,0–8,3	4,0–6,7
Weißwein	10,5–11,8	8,5–9,5
Rotwein	10,5–13,0	8,5–10,5
Likör	20	16
Branntwein	32	26
Doppelkorn	40	33
Whisky	43	36
Rum	54	46

Alkohol wird rasch resorbiert – langsamer im Magen und wesentlich schneller im Dünndarm. Verzögerungen in der Resorption ergeben sich bei starkem Rauchen, dennoch gelangt letztlich der gesamte Alkohol in den Körper. Konzentrierte Alkoholika werden rascher resorbiert als weniger konzentrierte Getränke.

Nach einer Mahlzeit – insbesondere nach einer fettreichen, voluminösen Mahlzeit – wird eine höhere Alkoholdosis momentan besser vertragen. Auch dies beruht auf der Verzögerung der Aufnahmegeschwindigkeit, wobei letztlich doch der größte Teil resorbiert wird. Eine gewisse Abschwächung kann allerdings dadurch eintreten, dass es zu einer Verbindung von Alkohol mit Aminosäuren kommt: Dabei ergibt sich ein »Resorptionsdefizit« bei der Alkoholaufnahme.

Was passiert im Organismus mit dem Alkohol?

Der Alkohol wird, wie die anderen Nährstoffe, vom Darm aus durch den Blutstrom an die verschiedenen Organe und Gewebe herangeführt. 30 bis 60 Minuten nach dem Trinken ist im Allgemeinen die höchste Alkoholkonzentration im Blut erreicht. Die Elimination des Alkohols beginnt sofort nach der Zufuhr. Nur geringe Mengen werden unverändert durch die Nieren (0,5 bis 2 %), durch die Lungen (ca. 5 %) oder durch die Haut (ebenfalls ca. 5 %) ausgeschieden. Der größte Teil des Alkohols wird dem Stoffwechsel der Leber zugeführt. Der Abbau vollzieht sich in drei verschiedenen Schritten, auf die hier nicht näher eingegangen werden soll.

Alkohol schwächt den Organismus

Aus naheliegenden Gründen sind die gefährlichen und weniger gefährlichen Blutalkoholspiegel den meisten Menschen bekannt. Schon nach der Einnahme von 15 bis 20 g Alkohol (etwa 1/2 l Bier) werden die Reaktionszeit auf optische Reize, die Anpassung an die Dunkelheit und das Sehen im Sinne der Tiefenschärfe nachteilig beeinflusst. Die tödlichen Blutalkoholkonzentrationen liegen bei 5 bis 8 ‰ (Promille).

Verheerende Folgen von Alkoholmissbrauch

Verheerend sind die Folgen chronischen Alkoholsmissbrauchs für die Volksgesundheit. In den alten Bundesländern rechnet man mit 1,5 Millionen Alkoholikern. Die gesundheitlichen Schäden, insbesondere auf dem Gebiet der inneren Medizin, sind bekannt: Alkoholfettleber, Alkoholhepatitis, alkoholische Leberzirrhose, Magen-Darm-Erkrankungen, Herzmuskelerkrankungen, Blutbildstörungen, Fettstoffwechselstörungen, Förderung der Fettsucht, Muskelerkrankungen und besonders auch die zunehmenden Erkrankungen der Bauchspeicheldrüse infolge Alkohols.

Darüber hinaus beeindrucken aber die schrecklichen Folgebilder auf psychiatrischem und neurologischem Gebiet, bei denen alle Varianten von seelischen Störungen und Nervenerkrankungen die Folge sein können. Besonders traurig ist die so genannte Alkoholembryopathie, das heißt die Missbildung von Kindern während der Schwangerschaft von Alkoholikerinnen. Mindestens 3000 Neugeborene im Jahr haben in den alten Bundesländern aus diesem Grunde Missbildungen. Interessant sind französische Untersuchungen, die ergeben haben, dass ein Alkoholkonsum von nur 20 g pro Tag – das entspricht etwa einem Schoppen (knapp 1/4 Liter) Wein – bei Frauen ein erhöhtes Risiko für das Auftreten einer Leberschrumpfung (Leberzirrhose) bedeutet, während Männer eine dreimal größere Menge vertragen. Für diesen Geschlechtsunterschied im Hinblick auf die Verträglichkeit des Genussmittels gibt es keine hinreichende Begründung.

Wie soll man es mit dem Alkohol halten?

Natürlich liegt es angesichts der geschilderten Folgen nahe, einem totalen Alkoholverbot das Wort zu reden. Negative Erfahrungen mit solchen staatlich verordneten Maßnahmen haben aber bekanntlich – wie das Beispiel in den USA (Prohibition) zeigte – keinen wesentlichen Erfolg gehabt. Auch muss man bei aller Wertschätzung wissenschaftlicher medizinischer Untersuchungen abwägen, ob kleine Mengen Alkohol nicht vielen Menschen so viel Lebensqualität bringen, dass man einen beschränkten Alkoholkonsum auch von Seiten der Ärzte gestatten darf.

Um nicht missverstanden zu werden: Es ist Unsinn, wenn kleine Alkoholmengen sogar als nützlich für die Gesundheit bezeichnet werden (selbst wenn immer wieder auf durchblutungsfördernde, blutzuckersenkende und teilweise blutfettsenkende Effekte solcher kleiner Dosen hingewiesen wird). Kein Alkohol ist insgesamt also immer noch besser als wenig oder gar viel Alkohol! Nur wird man sich im Sinne der obigen Ausführungen überlegen, ob man dem gesunden (sicherlich nicht dem bereits an Alkoholschäden erkrankten!) Menschen an einem Sommerabend ein bis zwei Glas Bier oder zu anderen Anlässen ein Viertel Wein gestatten darf. Was heißt überhaupt »gestatten«? In einer freiheitlichen Gesellschaft kann sich der Konsument sowieso das aussuchen, was er will; nur sollten die Ärzte ihm in Fragen seiner Lebensführung die richtigen Ratschläge geben.

Wenn sich beim Alkohol eine gewisse Kompromissbereitschaft im Hinblick auf den Genuss kleiner Mengen abzeichnet, so sollte man bei einem anderen Genussmittel keine Kompromisse eingehen: Es wäre für die Volksgesundheit von unendlichem Vorteil und würde viel Leid ersparen, wenn das Rauchen – insbesondere das inhalierende Rauchen von Zigaretten – völlig eingestellt würde.

Allgemein bekannt ist, dass das Rauchen vermehrt zur Entstehung von Lungenkrebs (Bronchialkarzinom) führt, ja dass es kaum solche Krebskranke gibt, die nicht rauchen oder geraucht haben. Weniger geläufig ist aber die Tatsache, dass auch andere Krebsformen (Kehlkopf-, Speiseröhren- und Magenkrebs, aber auch Darm- und Brustkrebs) vom Rauchen begünstigt werden. Und geradezu erschreckend ist die Zunahme von Komplikationen wie Herzinfarkt, Schlaganfall und arteriosklerotisches »Raucherbein« unter dem Einfluss des Rauchens.

Vitamine

Bei den Vitaminen handelt es sich um organische Verbindungen, die dem Körper mit der Nahrung zugeführt werden müssen. Definitionsgemäß können sie im menschlichen Stoffwechsel nicht oder nicht in genügendem Umfang selbst gebildet werden. Im Allgemeinen teilt man die Vitamine in fettlösliche und wasserlösliche Vitamine ein (siehe Tabelle auf Seite 34/35). Auf die Funktionen der wichtigsten Vitamine wird bei den Vitaminmangelkrankheiten näher eingegangen werden (siehe Seite 70 ff.).

Interessante Aspekte liefern Überlegungen über die Möglichkeiten des Menschen, bestimmte Reserven für Vitamine anzulegen. Dabei zeigte sich, dass zum Beispiel das im Körper vorhandene Vitamin A ein bis zwei Jahre reicht, während Vitamin B_1 bereits nach 4 bis 10 Tagen erschöpft ist. Mehrere Wochen reichen die Vitamine B_2 und B_6, während für Vitamin B_{12} für einige Jahre Reserven vorhanden sind (siehe auch Tabelle »Speicherkapazität einiger lebenswichtiger Stoffe«, Seite 71).

Die Vitamine auf einen Blick

Bezeichnung	Vorrat im Körper	enthalten in
Fettlösliche Vitamine:		
Vitamin A (Retinol)	500 mg	Retinol: Fischlebertran Leber, Milch; Carotinoide: Karotten, Spinat, Obst
Vitamin D (Calciferol)	kaum Vorräte, wird aus Cholesterin gebildet	Fischlebertran Eigelb, Pilze
Vitamin E (Tocopherol)	3 g (Leber und Fettgewebe)	Weizenkeime, Pflanzenöle Nüsse, Gemüse
Vitamin K (Phyllochinon)	1 mg, wird von Darmbakterien gebildet	Grünkohl, Wirsing, Spinat, Blumenkohl
Wasserlösliche Vitamine:		
Vitamin B_1 (Thiamin)	4 mg (Leber)	Reis, Getreide, Kartoffel, Leber, Milch, Schweinefleisch
Vitamin B_2 (Riboflavin)	1 g (30% Muskulatur)	Weizen- und Roggenvollkorn, Bohnen, Erbsen, Leber, Milch

Bezeichnung	Vorrat im Körper	enthalten in
Nikotinsäure	65 mg (Leber), kann auch aus Tryptophan gebildet werden	Leber, Fleisch, Getreideprodukte, Hülsenfrüchte
Vitamin B_6 (Pyridoxalphosphat)	150 mg (Leber, Niere, Leber, Gehirn)	Fleisch, Eigelb, Weizenkeime Haferflocken
Pantothensäure	–	nahezu alle Lebensmittel, speziell tierischen Ursprungs
Vitamin H (Biotin)	–	Leber, Eigelb, Sojabohnen
Folsäure	12 mg	Leber, Gemüse, Weizenkeime, Milch
Vitamin B_{12} (Cobalamin)	5 mg	Leber, Fleisch, Eigelb Niere, Milch, nicht in pflanzlichen Lebensmitteln!
Vitamin C	3,5 mg	Grünkohl, Blumenkohl, Zitrone, Orange, schwarze Johannisbeeren, Paprika, Leber, Kartoffeln, Milch

Wasser – unverzichtbar für den menschlichen Körper

Auf die große Bedeutung des Wassers für den menschlichen Organismus wurde bereits hingewiesen (siehe Seite 14). Noch einmal sei erwähnt, dass der Körper des erwachsenen Menschen zu etwa 60 % aus Wasser besteht.

Wasser dient als Lösungs- und Transportmittel und ist in dieser Eigenschaft für das Funktionieren des Stoffwechsels unentbehrlich. Es ist Bestandteil der Körperzellen (»Quellungswasser«) und spielt – denken Sie an das Schwitzen – bei der Regulierung des Wärmehaushalts eine überragende Rolle. Die Konstanterhaltung des Säure-Basen-Haushalts der Körperflüssigkeit ist von größter Bedeutung, da nur bei einem bestimmten pH-Wert die Stoffwechselvorgänge geordnet ablaufen können. Bestimmte Puffersysteme des Blutes, die Lunge und vor allem die Niere halten die erwünschten Säure-Basen-Verhältnisse konstant.

Das über die Niere ausgeschiedene Wasser, der Urin, reguliert nicht nur den Wasserhaushalt, sondern auch den Haushalt der Mineralstoffe und Spurenelemente und damit den gesamten Säure-Basen-Haushalt des Körpers.

Wasserbilanz eines 70 kg schweren erwachsenen Mannes

Die Wasserzufuhr durch Getränke beträgt pro Tag 800 ml, durch feste Speisen sogar 980 ml und durch das Oxidationswasser, das bei den Stoffwechselprozessen im Körper entsteht, 290 ml. Die Abgabe von Wasser erfolgt natürlich bevorzugt über die Niere (1050 ml), weniger über den Darm mit dem Kot (180 ml) und in erstaunlich hohem Maß über Haut und Lunge (820 ml). In unserem Falle würde die Bilanz einen kleinen Überschuss an Wasser bedeuten (20 ml), der aber in den nächsten Tagen wieder ausgeglichen wird.

Gewichtsabnahme nach einem opulenten Mahl?

Sicherlich haben Sie manchmal bemerkt, dass sich Ihr Körpergewicht – entgegen Ihren Befürchtungen – am Morgen nach einem opulenten Mahl nicht erhöht, sondern sogar verringert hat. Dies sollte aber wirklich keinen Anreiz dafür bieten, dass Sie nun – um abzunehmen – mehr essen sollten! Leider lässt sich nämlich das Phänomen der Gewichtsabnahme nach einem Festmahl sehr einfach mit dem dabei häufig genossenen Alkohol erklären. Alkohol wirkt hemmend auf ein Hormon der Hirnanhangsdrüse ein, das die Urinproduktion in den Nieren begrenzt. Mit anderen Worten, wenn Sie viel Alkohol trinken, wird durch die Hemmung der Hormonwirkung wesentlich mehr Urin in der Niere produziert: Der Mensch verliert vorübergehend übermäßig Körperwasser und damit auch Körpergewicht! Dagegen halten die Salze stark gewürzter Speisen Wasser im Körper zurück. Dies kann auch auf kleine Mahlzeiten zutreffen, die nicht viel Kalorien enthalten. Hier führt dann das mit der Personenwaage ermittelte Körpergewicht »in die andere Richtung« irre.

Mineralstoffe

Mineralstoffe gelten als unentbehrliche Bestandteile des Organismus und haben dementsprechend vielfältige Aufgaben:

- Sie halten die Elektroneutralität und den osmotischen Druck im Körper aufrecht.
- Sie schaffen für den Stoffwechsel die gewünschten Löslichkeitsbedingungen der Stoffe.
- Sie wirken am Aufbau von Puffersystemen und damit entscheidend an der Stabilisierung des Säure-Basen-Haushaltes mit.
- Sie können Stoffwechselprozesse direkt beeinflussen, indem sie bestimmte Enzyme fördern oder hemmen.
- Sie sind schließlich auch Bausteine von Geweben wie Knochen und Zähnen.

Mengenelemente und Spurenelemente

Der Mineralbestand des Körpers wird durch Regulationsmechanismen aufrechterhalten, die nur unter extremen Verhältnissen nicht mehr funktionieren. Nach ihrem Vorkommen im menschlichen Körper unterscheidet man »Mengenelemen-

te« wie Natrium, Chlor, Kalium, Magnesium, Kalzium und Phosphor, die in größeren Mengen (mehr als 0,01 %) vorhanden sind, und so genannte »Spurenelemente« wie Eisen, Kupfer, Zink und Jod, die nur in geringen Mengen vorkommen.
Wie schon erwähnt, gibt es akute Mangelzustände an Mengenelementen nur bei schwersten Erkrankungen, so zum Beispiel bei Verlust von Natrium, Kalium und Chlorid bei schweren Brechdurchfällen. Chronische Mangelzustände werden insbesondere bei Kalzium und Magnesium beobachtet, wobei Kalzium lange Zeit aus dem Knochengewebe zur Verfügung gestellt werden kann.
Bei den Spurenelementen sind es besonders Eisen und Jod, deren Mangelzustände von Bedeutung sind. Da in diesem Buch nicht auf Blut- und Schilddrüsenerkrankungen eingegangen werden kann, sei an dieser Stelle kurz erwähnt, dass Eisenmangel die Ursache bestimmter Bluterkrankungen (Anämien) sein kann und dass Jodmangel vermehrt zu Schilddrüsenerkrankungen führt.

Jodiertes Speisesalz gegen Jodmangel
Verwenden Sie in Ihrer Küche vorwiegend jodiertes Speisesalz. Allein durch eine solche leicht durchführbare Maßnahme könnte dem vor allem in Süddeutschland weit verbreiteten Jodmangelzustand mit seinen nachteiligen Folgen für die Schilddrüse begegnet werden. Jodiertes Speisesalz gibt es mittlerweile in den meisten Lebensmittelgeschäften zu einem relativ günstigen Preis.

Wie ist die Ernährungssituation in Deutschland?

Ernährungsberichte der Deutschen Gesellschaft für Ernährung lassen erkennen, wie die Nährstoffe einschließlich des Alkohols durchschnittlich verteilt sind. Dabei zeigt sich, dass zum Beispiel 36- bis 50-jährige Männer pro Tag mehr als 4000 kcal aufnehmen – eine sicherlich zu hohe Menge, die Übergewicht begünstigt. Betrachtet man die Verteilung der Nährstoffe in bezug zur Gesamtkalorienmenge, so fällt auf, dass Kohlenhydrate zu niedrig liegen, während der Fett- und der Eiweißanteil relativ hoch sind. Hinzu kommen die erwähnten 13 % Alkoholkalorien, deren Weglassen allein bedingen würde, dass das Problem der Fettsucht bei diesem Personenkreis gelöst wäre, vorausgesetzt, es werden dafür keine anderen Nährstoffe zugeführt.

Die Bedeutung von Ernährungsempfehlungen

In verschiedenen Ländern gibt es Empfehlungen, meist von wissenschaftlichen Gesellschaften formuliert, welche Nährstoffe die Nahrung in welchen Mengen enthalten soll. Man muss sich darüber im Klaren sein, dass solche Ratschläge natürlich grundverschiedene Personengruppen betreffen und dass deswegen »Sicherheitszuschläge« bei essentiell wichtigen Nährstoffen gemacht werden müssen. Dennoch ist es das Verdienst der Deutschen Gesellschaft für Ernährung, sich dieser schwierigen Aufgabe in regelmäßigen Abständen anzunehmen. Wegen der geringeren körperlichen Aktivität, die heutzutage bei den meisten Berufen – einschließlich der Landwirtschaft – zu beobachten ist, hat sich der Energiebedarf vermindert. Dennoch ist die Energiezufuhr in den letzten Jahrzehnten unverändert hoch geblieben. Dadurch wird natürlich dem Übergewicht und seinen Folgekrankheiten Vorschub geleistet.

Ernährung und Stoffwechselkrankheiten

Es unterliegt keinem Zweifel, dass eine vernünftige Ernährung die Behandlungsbasis für die meisten Stoffwechselkrankheiten darstellt, insbesondere für diejenigen, die in den folgenden Kapiteln ausführlich besprochen werden. Auch wenn für diese Krankheiten häufig ein erblicher Stoffwechseldefekt bekannt ist, darf deswegen in diätetischer Hinsicht nicht resigniert werden: Vielfach – wie am Beispiel des Diabetes mellitus, der Gicht und der Hyperlipoproteinämien besonders eindringlich zu zeigen sein wird – kommt es zum Ausbruch der Erkrankung (Manifestation) erst, wenn die angeborene Stoffwechselschwäche durch einen besonders schädlichen, so genannten Manifestationsfaktor (in diesem Fall das Übergewicht) zur Krankheit wird.

Fettsucht

Wenn mit der Nahrung mehr Kalorien aufgenommen als in Form von Wärme und Arbeit abgegeben werden, kommt es zwangsläufig zu einer Vermehrung des Körperfettes. Jede Diskussion über die Fettsucht und ihre Behandlung kann primär nur unter der Berücksichtigung des Satzes von der Erhaltung der Energie (siehe Seite 20) vorgenommen werden. Nach diesem Gesetz ist der Ernährungszustand des Menschen abhängig von der Energiebilanz, also von Aufnahme und Verbrauch der Nahrung. Dessen ungeachtet führt eine stark fetthaltige Kost bevorzugt zu einer Gewichtszunahme, da Fett leichter gespeichert wird als Kohlenhydrate oder Eiweiß.

Mögliche Ursachen

Gute und schlechte Futterverwerter

Es kann nicht davon gesprochen werden, dass alle Fettsüchtigen besonders »gute Futterverwerter« sind, bei denen die zugeführte Nahrung wesentlich mehr »ansetzt« als bei anderen Menschen. Diese Aussage gilt auch trotz neuerer Untersuchungen, die es wahrscheinlich machen, dass bei vielen Übergewichtigen die durch Nahrungszufuhr in Gang gesetzte Wärmebildung geringer ist als bei normalgewichtigen Kontrollpersonen. Letztere können somit mehr Energie in Form von Wärme abgeben.

Unter der Voraussetzung, dass Menschen bei gleicher Nahrungszufuhr die zugeführten Nahrungsmittel normal aufnehmen, keine Schilddrüsenerkrankung aufweisen und die gleiche körperliche Tätigkeit ausüben, besteht nur für eine begrenzte Gruppe Grund zu der Annahme, dass einer fettsüchtig wird und der andere normal- oder untergewichtig bleibt.

Welche Rolle spielt die Vererbung?

So gesehen haben Vererbungsfaktoren bei der Fettsucht des Menschen natürlich eine gewisse Bedeutung. Fettsucht wird zwar in Familien gehäuft beobachtet, meist liegt dies aber am gleichen Essverhalten (übermäßige Nahrungszufuhr), das in bestimmten Fällen dominiert. Übergewicht entsteht in diesen Familien, weil falsche Essgewohnheiten von den Eltern auf die Kinder übertragen werden.

Beachten Sie

Die Masse des Körperfetts steigt beim Erwachsenen vorwiegend dadurch an, dass sich die Fettzellen vergrößern, während ihre Zahl konstant bleibt oder nur wenig zunimmt.

Die Rolle der Hormone

Natürlich wurde immer wieder vermutet, dass endokrine Drüsen mit ihren Hormonen für die Fettsucht eine Rolle spielen. Sorgfältige Studien haben aber gezeigt, dass Veränderungen des Hormonhaushalts mit ihren konsekutiven Stoffwechselveränderungen nicht die Ursache, sondern die Folge der Fettsucht sind. Auf extrem seltene Ausnahmen soll hier nicht eingegangen werden, da sie für den Alltag der Praxis keine Rolle spielen.

Salopp formuliert darf man sagen, dass die einzigen Drüsen, die für die Entstehung der Fettsucht wirklich bedeutsam sind, die Speicheldrüsen sind: Dem Gern- und Vielesser läuft das Wasser sicherlich eher und mehr im Mund zusammen als dem in dieser Hinsicht zurückhaltenderen Zeitgenossen. Oder haben Sie hierbei andere Erfahrungen gemacht, lieber übergewichtiger Leser?

Der Kummerspeck

Psychische Faktoren dürfen bei der Entstehung der Fettsucht ebenfalls nicht vernachlässigt werden. Sie können auf dem Umweg über eine vermehrte Nahrungszufuhr und der daraus resultierenden Gewichtssteigerung (»Kummerspeck«) wirksam werden. Allerdings ist das Verhalten der Menschen bekanntermaßen hier recht unterschiedlich. Manche können vor Kummer und Leid nicht mehr essen und magern ab, während andere ihre Probleme durch gesteigerte Nahrungszufuhr zu kompensieren versuchen. Dies zeigt, dass psychische Faktoren nur in der Weise Einfluss auf das Körpergewicht nehmen, als sie das Ausmaß der Nahrungszufuhr mitbestimmen.

Beachten Sie

Alle genannten und einige zusätzliche Faktoren vermögen bei der Fettsucht eine gewisse modifizierende Rolle zu spielen, sind aber letztlich von untergeordneter Bedeutung gegenüber der verstärkten Kalorienzufuhr, die für das Übergewicht verantwortlich zu machen ist. Wenn ein Mensch fett wird oder fett bleibt, dann nimmt er zu viel Nahrung zu sich, auch wenn er noch so wenig zu essen scheint.

Hunger oder Appetit?

Zutreffend erscheint die Definition, wonach die Dissoziation zwischen Hunger und Appetit als Zivilisationsschaden die Hauptursache der Fettsucht darstellt. Gewohnheit und Gelegenheit, Geselligkeit und Brauch, Unterdrückung des Sättigungsgefühls, seelische Konflikte, Gedankenlosigkeit oder die reine Freude an dem »Gesellschaftsspiel Essen« spielen eine Rolle. Gerade die kleinen zusätzlichen Nahrungsmittelmengen, die täglich über den notwendigen Verbrauch hinaus eingenommen werden, sind für die Entstehung der Fettsucht sehr bedeutsam. Auch ist zu erwarten, dass bei gleicher Nahrungszufuhr und verminderter körperlicher Bewegung (also bei einem effektiv verringerten Kalorienbedarf) allmählich eine Gewichtszunahme eintritt. Dies ist sicherlich ein Grund für die Zunahme des Körpergewichts bei vielen Menschen, die sich weniger bewegen, aber noch immer so viel essen wie in ihrer Jugend. Hinzu kommt, dass in der Regel die Einkommensverhältnisse in den mittleren Lebensjahren sich gegenüber der Ausbildungszeit in der Jugend verbessern und mehr Geld in das »Gesellschaftsspiel Essen« investiert wird.

Wie wird Übergewicht definiert?

Aus wissenschaftlichen und praktischen Gründen ist es notwendig, den Fettgehalt des Körpers genau zu bestimmen, was aber sehr aufwendige Methoden erfordert. Aufgrund solcher Messungen weiß man, dass der normale Körperfettgehalt bei Männern ca. 12 % und bei Frauen mehr als das Doppelte davon beträgt.
In der Praxis wird man auf direkte und indirekte Verfahren zur Bestimmung der Körperfettmasse verzichten müssen und sich bestimmter Formeln bedienen. Am bekanntesten und einfachsten ist die Bestimmung des Sollgewichtes nach Broca. Diese Formel besagt, dass der Mensch so viel (in kg) wiegen sollte, wie er über einen Meter (in cm) groß ist. Sie hat den Vorzug, dass man Größe und Gewicht einfach ermitteln kann und das Ergebnis in kg für jedermann verständlich ist. Der so genannte Body-Mass-Index (BMI) ist komplizierter zu errechnen, aber für wissenschaftliche Untersuchungen besser geeignet: Hierbei wird das Gewicht (in kg) durch das Quadrat der Körpergröße (in m) geteilt.

Beispiel

Ein Mensch von 170 cm Körpergröße darf nach der Broca-Formel 70 kg wiegen (170 – 100 = 70). Dies bezeichnet man auch als einen »Broca-Index« von 1,0. Der Index wird bei niedrigerem Körpergewicht kleiner, bei höherem größer.

Grenzen der Broca-Formel

Natürlich ist diese Vereinfachung nicht generell statthaft und führt besonders bei jüngeren Menschen zu völlig irreführenden Werten. Ein junges Mädchen oder ein junger Mann von 170 cm Körpergröße ist mit 70 kg nicht normalgewichtig, sondern ausgesprochen dick. Man hat sich deswegen zu eigen gemacht, von den gewonnenen Werten nach Broca für Männer 10 % und für Frauen 15 bis 20 % abzuziehen. Das Idealgewicht für einen 170 cm großen Mann würde also 63 kg, für

eine gleich große Frau etwa 60 kg betragen. Auch dies ist bei einem sehr jungen schlanken Menschen noch immer zu viel, da diese Person sich mit einem noch niedrigeren Körpergewicht wohler und leistungsfähiger fühlt.
Andererseits kann aber auch das Sollgewicht nach Broca zu streng sein, wenn es um die Gewichtsabnahme bei einem erheblich übergewichtigen Menschen geht. Wenn also beispielsweise die 170 cm große Person 100 kg gewogen hat, dann wird man es als einen großen Therapieerfolg ansehen, wenn eine Gewichtsabnahme von 10 bis 20 kg zustandekommt, auch wenn der ideale Broca-Index damit noch lange nicht erreicht ist.

Idealgewicht oder Wohlfühlgewicht?

Als Quintessenz dieser Ausführungen sollte man beherzigen, dass so genannte Normalwerte für die Bestimmung des Ideal- oder Sollgewichtes sehr problematisch sind. Es ist besser, für den Einzelfall festzulegen, welches Gewicht in körperlicher und nicht zuletzt auch in psychischer Hinsicht den Belangen des Patienten am ehesten entgegenkommt. So ist jedem Arzt geläufig, dass auch bei kooperativen Fettsüchtigen eine bestimmte, noch im Übergewicht angesiedelte Gewichtsgrenze vorhanden ist, die der Patient auch beim besten Willen nur mit allergrößten Schwierigkeiten unterschreiten könnte. Hier muss man sich ernsthaft fragen, ob sich ein weiteres »Drangsalieren« des verstörten, ständig hungernden Patienten lohnt oder ob man nicht eine gewisse Großzügigkeit entfalten darf. Dies wird allerdings maßgeblich dadurch bestimmt, welche Komplikationen möglicherweise mit der Fettsucht einhergehen.

Befunde und Komplikationen

Im Allgemeinen fühlt sich der Übergewichtige recht wohl, insbesondere, wenn sein näheres Umfeld sich nicht an dem vermehrten Leibesumfang stößt. Das Fettgewebe ist nicht nur, wie oben beschrieben, quantitativ bei Mann und Frau unterschiedlich stark ausgeprägt, sondern sitzt auch geschlechtsspezifisch an verschiedenen Körperpartien. So hat der Mann Fettablagerungen vorwiegend am Bauch,

Hals und Rücken – was die Entstehung einer Arteriosklerose offenbar besonders fördert –, während Beine und Hüften schlank bleiben. Bei den Frauen dagegen lagert sich das Fett gerade bevorzugt an den Hüften, am Gesäß sowie an Oberschenkeln und Oberarmen ab. Es ist wichtig zu wissen, dass die Fettsucht des Mannes (so genannte Stamm- oder Bauchfettsucht) ein deutlich höheres Risiko in sich birgt, an Arteriosklerose zu erkranken, als die klassische Hüftfettsucht der Frau.

Schönheiten sind die übergewichtigen »Herren der Schöpfung« gewiss nicht. Wenigstens zu den Zeiten von Peter Paul Rubens wurde aber die geschilderte Art der weiblichen Fettsucht als Ausdruck eines besonderen Schönheitsideals angesehen.

Fettsucht – höheres Risiko für andere Krankheiten

Der Fettsüchtige ist zweifellos einem größeren Risiko ausgesetzt ist, an den Herzkranzgefäßen zu erkranken (Koronarsklerose), was bis zum Infarkt führen kann. Bei ihm sind häufiger andere Begleiterkrankungen festzustellen, und auch die Lebenserwartung insgesamt ist schließlich deutlich verringert.

Aus den Abbildungen auf Seite 46 ist zu erkennen, wie unter der Zunahme des Körpergewichts – ausgedrückt am Broca-Index (siehe Seite 43) – die verschiedenen anderen Risikofaktoren für das Entstehen einer Herzgefäßerkrankung zunehmen: Blutdruckwerte, Blutfettwerte (Cholesterin und Triglyceride), Harnsäurewerte und – als Ausdruck des Diabetes – die Blutzuckerwerte steigen parallel zur Gewichtszunahme an. Die Fettsucht ist also gewissermaßen die »Spinne im Netz« der Risikofaktoren, auch wenn sie allein für sich offenbar keine wesentliche Begünstigung der Herzgefäßerkrankung mit sich bringt. Jedenfalls wurde bei Fettsüchtigen, die keine anderen Risikofaktoren aufweisen, keine häufigere Herzinfarktrate festgestellt, besonders wenn die Bauchfettsucht zugunsten der Hüftfettsucht weniger ausgeprägt war. Das Problem liegt aber gerade darin, dass es Fettsüchtige ohne solche Risikofaktoren – vor allem bei stark erhöhtem Übergewicht – praktisch kaum gibt.

Risikofaktoren (nach Nüssel) in Abhängigkeit vom Körpergewicht 30- bis 60-jähriger Männer

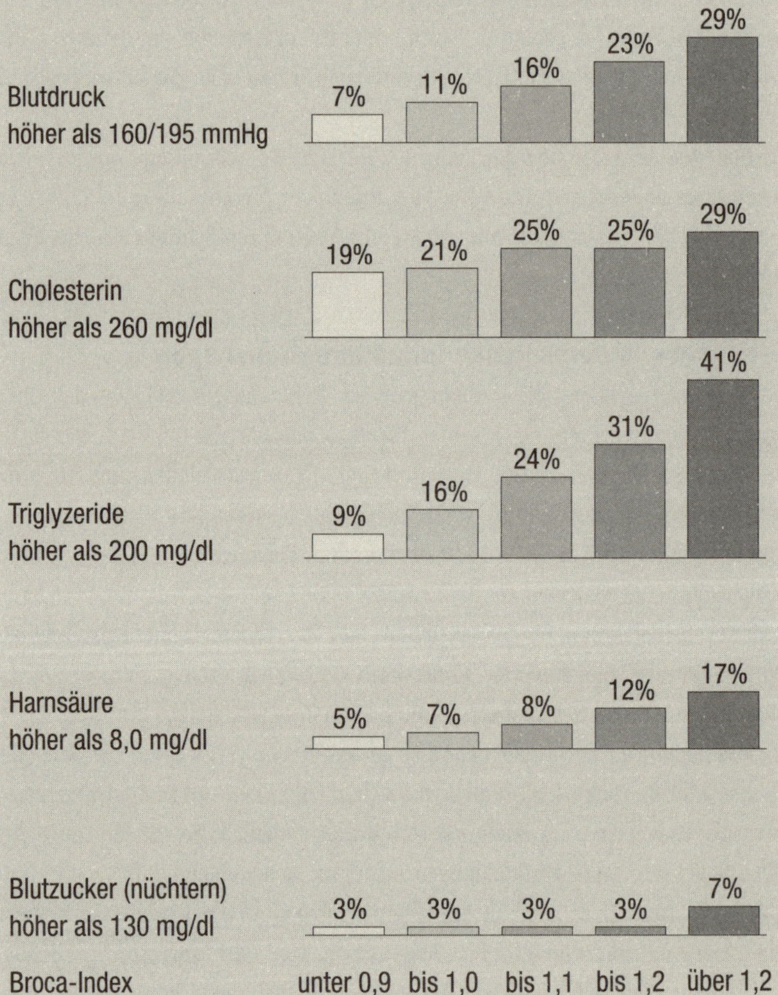

Begleitende Erkrankungen

Die Fettsucht kann noch von anderen Krankheiten begleitet werden. Die Atemnot bei Belastung beruht beispielsweise auf der Einschränkung der Leistungsfähigkeit der Atmung, die zahlreichen orthopädischen Erkrankungen auf einer Überlastung des Skelettsystems.

Thrombosen, Krampfadern und Beingeschwüre werden ebenfalls öfter beobachtet, wie auch bestimmte Hauterkrankungen in nässenden Hautfalten und Fettwülsten häufiger festgestellt werden. Außerdem treten Gallensteine und Bauchwandbrüche vermehrt auf.

> **Beachten Sie**
>
> Ein Übergewicht von mehr als 20 % führt zu einer signifikanten Verminderung der Lebenserwartung. Die Behandlung der Fettsucht lohnt sich also in jeder Weise.

Behandlung

Wegen der zahlreichen bereits geschilderten Komplikationen und der verminderten Lebenserwartung ist eine Behandlung der Fettsüchtigen dringend angezeigt, die auf eine deutliche Gewichtsverminderung abzielt. »Vorbeugen ist wichtiger als heilen.« Für wenige Krankheiten gilt dieser Satz so sehr wie für die Fettsucht.

Die meisten Mitglieder der Wohlstandsgesellschaft mussten erfahren, dass Abnehmen schwieriger ist, als eine Gewichtszunahme zu vermeiden. Ein Mensch, der nicht dick werden will, darf nicht mehr essen, als er verbraucht. Ein Fettsüchtiger aber, der abnehmen will, muss über längere Zeit weniger essen, als er verbraucht, da es sonst nicht zu einer Gewichtsabnahme kommen kann. Dass diese Einschränkung der Nahrungszufuhr dem Betroffenen Schwierigkeiten bereitet, ist verständlich.

Gewichtskontrolle und bewusste Ernährung

Als vorbeugende Maßnahme ist allen Menschen zu raten, ständig ihr Gewicht zu kontrollieren. Suchen Sie sich eine wohl dosierte körperliche Tätigkeit und vermeiden Sie es, unnötige Nahrungsmittel (Süßigkeiten, Fett, Alkohol!) in unkontrollierter Weise zu konsumieren. Da bei Frauen die Fettleibigkeit häufig mit einer Schwangerschaft beginnt, ist während dieser Zeit und nach der Entbindung ganz besonders auf das Körpergewicht, das heißt auf eine richtige Ernährung zu achten. Die wichtigste Vorsorgemaßnahme gegen das Übergewicht und seine Folgekrankheiten wäre eine entsprechende gründliche Unterweisung der Bevölkerung bereits im Schulalter, was leider nur mancherorts praktiziert wird. Es ist erfreulich, dass sich die öffentlichen Medien der Frage des Übergewichts immer wieder annehmen. Leider werden dabei auch zuweilen unsinnige Außenseitermethoden propagiert. Oft gehen auch die Institutionen, bei denen man besondere Kenntnisse einer vernünftigen Ernährung erwarten sollte – nämlich die Krankenhäuser –, nicht immer mit gutem Beispiel voran. Die »Mästung« von lange Zeit bettlägerigen Patienten, etwa auf chirurgischen Stationen, ist ein Beispiel für eine solche mangelhafte Zusammenarbeit.

Beispiel für eine unnötige Gewichtszunahme

Wenn Sie etwa nach einem Beinbruch längere Zeit in einem Krankenhaus zubringen müssen, achten Sie darauf, daß Sie nicht unnötig an Gewicht zunehmen. Dreierlei könnte hierzu führen:

- Das erwähnte überreichliche Essen.
- Das Bestreben, den Ärger nach dem Unfall durch Nahrungszufuhr auszugleichen.
- Die fehlende Möglichkeit, als bettlägeriger oder mit Gipsverband versehener Patient sich ausreichend bewegen und exakt das wahre Körpergewicht kontrollieren zu können.

Wann sollte auf eine Abmagerungskur verzichtet werden?

Im Grunde gibt es nur wenige Situationen, in denen man Übergewichtigen von einer Abmagerungskur abraten sollte. Früher rechnete man die aktive Lungentuberkulose dazu, was heute zumindest insoweit keine Berechtigung mehr hat, als wenigstens keine Mastkur solcher Kranker mehr durchgeführt wird. Wenn bei einem Patienten ein bösartiges Leiden wie eine Krebserkrankung diagnostiziert wird und sich die Geschwulst als nicht operabel erweist, wird man bei dem vielleicht noch bestehenden Übergewicht schon deswegen von einer Abmagerungskur absehen, weil der Patient infolge der Bösartigkeit des Leidens bald an Gewicht verlieren wird und weil man ihm den letzten Lebensabschnitt nicht mit unangenehmen Maßnahmen zusätzlich erschweren möchte. Bei alten Menschen und bei jungen Mädchen mit einer Pubertätsfettsucht soll die Gewichtsabnahme nicht übermäßig beschleunigt werden. Es gilt aber, dass auch bei solchen Personen eine Abmagerungskur mit einer Diät von 1000 bis 1500 kcal täglich durchgeführt werden kann.

Therapiemaßnahmen

Für die Behandlung der Fettsucht stehen die Diättherapie, die Bewegungstherapie, die Psycho- und Verhaltenstherapie und die medikamentöse Behandlung zur Debatte. Weitaus am wichtigsten ist dabei die Diätbehandlung. Ein erfahrener Arzt formulierte zwar: »Zu einer Abmagerungskur gehören ein Patient, eine Diät und ein Therapeut, dabei kommt dem Patienten die größte und der Art der Diät die geringste Bedeutung zu.« Dies mindert aber nicht den Wert der Diät und lässt erkennen, dass ohne entsprechende Motivation des Patienten und ohne dessen Kooperation keine Erfolge zu erzielen sind.

Diätbehandlung

Der Arzt wird bei der Verordnung einer Diät Lebensalter, Geschlecht, berufliche Tätigkeit und bestehendes Übergewicht des Patienten berücksichtigen, um die annähernd richtige Kalorienmenge zu verordnen.

Leider muss man sagen, dass ein wirklicher Dauererfolg der diätetischen Behandlung relativ selten ist. Je mehr Mühe der behandelnde Arzt auf die Beratung seiner Patienten verwendet, desto größer wird der Therapieerfolg sein. Wenn man sich aber dabei nicht von streng naturwissenschaftlichen, schulmedizinischen Prinzipien leiten lässt, wird man sich von vornherein um den Erfolg bringen.

Keine Schäden bei kontrollierter Gewichtsabnahme

Völlig zu Unrecht bestehen Befürchtungen, dass eine Gewichtsabnahme unter ärztlicher Kontrolle bei vernünftiger Kostverordnung zu schweren Schäden führen könnte. Von den oben erwähnten Ausnahmen abgesehen, ist dies absolut unzutreffend. Zu erklären sind solche Befürchtungen am ehesten damit, dass die Fettsucht schon immer als Zeichen des Wohlstands angesehen wurde. Ärmere – vor allem auch körperlich schwer arbeitende Menschen – waren eher normal- oder untergewichtig, und zehrende Erkrankungen (Krebs, unbehandelter Diabetes etc.) gehen mit einer erheblichen Gewichtsabnahme einher.

Entscheidend: die Energiebilanz

Der Patient muss über die Notwendigkeit der Diät in einem ausführlichen Gespräch unterrichtet werden. Bekannt ist, dass die meisten Fettsüchtigen den Arzt darauf hinweisen, dass sie an sich bedeutend weniger essen würden als die meisten mageren Personen. Einer genauen Feststellung der tatsächlichen Nahrungszufuhr muss es überlassen bleiben, inwieweit nicht doch in der unkontrollierten Zufuhr kleiner Mengen hochkalorischer Nahrungsmittel eine Erklärung für das Übergewicht des Patienten zu suchen ist.

Natürlich muss man auch bedenken, dass die fettsüchtigen Patienten möglicherweise schon vor Aufsuchen des Arztes seit einer gewissen Zeit nicht mehr an Gewicht zugenommen hatten, dass sie allerdings auch nicht im gewünschten Maße an Gewicht abnahmen. Solche Fettsüchtigen essen im Vergleich zu der Zeit, als sie fett wurden, tatsächlich bedeutend weniger. Sie essen so viel, wie sie im Augenblick verbrauchen. Aufgabe des Arztes muss es aber sein, dass sie nunmehr weniger essen als sie verbrauchen, um auf diese Weise ihr Körperfett abzubauen und für eine gewisse Zeit sozusagen von ihren eigenen Beständen zu leben. Viele von uns wissen, dass es verhältnismäßig einfach ist, sein Gewicht zu halten. Aber die durch Hunger erzwungene Gewichtsabnahme (anders geht es nun einmal nicht) ist schon viel, viel schwieriger ...!

Bei der Aufstellung des Kostplanes ist darauf zu achten, dass die zugeführte Kalorienmenge tatsächlich unter dem Verbrauch liegt. Man sollte bei der Kürzung der Kalorien eher etwas großzügiger sein als zu kleinlich. Abgesehen davon, dass sich immer wieder seitens des Patienten Fehler bei der Berechnung einschleichen und dass wiederholte Diätfehler die Abmagerungserfolge zunichte machen können, ist es sinnvoll, innerhalb eines kürzeren Zeitraumes bereits messbare diätetische Erfolge zu erzielen.

Beispiel: 1 bis 2 kg pro Woche abnehmen

1 kg Fettgewebe im Organismus liefert ca. 6 000 Kalorien, sodass eine Gewichtsabnahme von 1 bis 2 kg pro Woche schon einen sehr guten Erfolg darstellt. Bei einem angenommenen täglichen Bedarf von 2 000 Nahrungskalorien für die Gewichtskonstanz bei einem älteren übergewichtigen Patienten und bei der Verordnung einer Reduktionskost von 1 000 Kalorien pro Tag könnte demnach der Patient täglich zusätzlich weitere 1 000 Kalorien aus dem eigenen Fettgewebe nehmen, das heißt 150 bis 200 g an Gewicht verlieren. Dabei ist stets zu beachten, dass die unberechnete Kalorienzufuhr in Form von Alkohol alle Bemühungen um eine Gewichtsabnahme sinnlos machen kann.

Anfangserfolg durch Wasserausscheidung

Der Anfangserfolg einer konsequent eingehaltenen Diät ist im Allgemeinen besonders eklatant, da vermehrt Wasser ausgeschwemmt wird. Die Gewichtsabnahme als Folge dieses überschießenden Wasserverlustes in den ersten Tagen ist groß und steigt über das errechenbare Maß hinaus an. Leider werden die Patienten dadurch zunächst allzu optimistisch. Um der unausweichlichen späteren Enttäuschung und möglichen Resignation zu begegnen, muss man unbedingt darauf hinweisen, dass dieser anfängliche stärkere Gewichtsverlust in den nächsten Wochen wieder ausgeglichen wird. Es kann dann bei gleichbleibender Abmagerungsdiät sogar vorübergehend zu einem Stillstand der Gewichtsabnahme kommen. In diesem Fall muss man die Patienten auffordern, den ersten Tag der Abmagerungsdiät mit dem jeweils letzten Tag zu vergleichen und nur die Differenz im Körpergewicht in dieser Zeitspanne zu bewerten. Immer wieder soll der Patient darauf hingewiesen werden, dass er – entsprechend dem obigen Beispiel – bei einer 1000-Kalorien-Diät und einem Bedarf von 2000 Kalorien eben nur reichlich 1 kg pro Woche abnehmen kann.

Wie sollte der Ernährungsplan aussehen?

Allgemein wird empfohlen, dass der Kostplan bei Abmagerungsdiäten reichlich Eiweiß, Kalzium und Vitamine enthalten soll. Man kann hier sogar sicherheitshalber Vitaminpräparate verordnen, um nicht eine Unterversorgung mit Vitaminen zu riskieren (siehe Seite 70 ff.). Dies trifft vor allem bei Kostvorschriften zu, die unter 1000 Kalorien pro Tag liegen.

Beachten Sie

- Ein Eiweißgehalt der Nahrung von 1 bis 1,5 g (Jugendliche 2 g) pro kg Körpergewicht ist unbedingte Voraussetzung jeder längeren kalorienbeschränkten Diät. Allerdings wird die Kalorienreduktion mitunter erschwert, da die meisten eiweißhaltigen Nahrungsmittel auch einen hohen Fettgehalt aufweisen.
- Die Fettbeschränkung ist die wichtigste Maßnahme einer modernen Reduktionsdiät. »Fett wird man nur durch Fett!«

Sonderdiäten – ja oder nein?

Es existiert eine große Zahl von Sonderdiäten, bei deren Einhaltung vorübergehende Erfolge zu beobachten sind. Dies erklärt sich aus der Tatsache, dass die weitgehende Beschränkung der Nahrung auf zwei Nährstoffe (z.B. auf Fett und Eiweiß) den Anreiz nimmt, hiervon ohne gleichzeitige Zufuhr des dritten Nährstoffs (Kohlenhydrate) größere Mengen zu essen. Wer isst schon gerne Butter und Wurst ohne Brot? Dass man bei der Zufuhr bestimmter Nährstoffe – bei gleicher Kalorienmenge – mehr abnehmen kann als bei der Einnahme anderer, ist falsch. Dem steht nicht entgegen, dass zum Beispiel bei kohlenhydratreicher Reduktionskost vorübergehend eine geringfügige Wassereinlagerung stattfinden kann, die den Gewichtsverlust verbirgt. Halten Sie sich stets vor Augen, dass die Zufuhr der Gesamtkalorien und dabei besonders der Fettmenge entscheidend ist, dass – mit anderen Worten – die Behandlung der Fettsucht primär ein Bilanzproblem darstellt.

Was bewirkt eine salzarme Diät?

Der Wasserhaushalt wird durch die gleichzeitige Salzzufuhr beeinflusst. Aus diesem Grunde fordern manche Ärzte, dass die Diät der Fettsüchtigen extrem salzarm sein soll. Diese Empfehlung erscheint sehr problematisch. Zwar sind die momentan stärkere Gewichtsabnahme und die Dokumentation gegenüber dem Patienten, dass sich seine Anstrengungen gelohnt haben, vordergründig von Vorteil; dies ist aber nicht von Dauer und wird in eine Enttäuschung umschlagen, wenn wieder stärker gesalzene Speisen eingenommen werden und eine erneute Gewichtszunahme infolge starker Wassereinlagerung beobachtet wird.

Auch muss man bezweifeln, ob es ein Vorteil ist, wenn die wenig gesalzenen Speisen nicht schmackhaft sind, sodass der Patient zu Diätfehlern geradezu herausgefordert wird. Alles in allem lehnen wir solche Eingriffe in den Wasser- und Salzhaushalt ab, es sei denn, ein hoher Blutdruck erfordert es, die Salzzufuhr zu vermindern.

Gewichtsmanipulation über Wasserverlust

Im Grunde tut man damit nämlich nichts anderes als gewisse Sanatorien, die den Fettsüchtigen kurz vor der Entlassung ein kräftiges Abführmittel und ein wassertreibendes Medikament verordnen bzw. die Patienten in die Sauna schicken, um an Hand des dabei enorm absinkenden Gewichts einen Erfolg zu demonstrieren. Natürlich nehmen solche Patienten nach der Entlassung sofort wieder zu, womit dann in psychologischer Hinsicht viel verdorben wird. Kurioserweise glauben viele Patienten nämlich, dass sie nur in bestimmten Sanatorien durch eine »Kur« abnehmen könnten, ihre Bemühungen zu Hause aber sowieso sinnlos seien. Deswegen halten sie dann zu Hause keine Diät, besuchen aber regelmäßig einmal im Jahr für vier oder sechs Wochen das »Sanatorium mit der Wunderkur«.

Gewürze und Salz

Da außerdem mit einer geringeren Nahrungszufuhr auch die Menge der zugeführten Salze abnimmt, sind wir ganz davon abgekommen, den Verbrauch von Gewürzen und Salz zusätzlich zu beschränken. Außerdem sollte der abmagernde Patient, der vorübergehend weniger essen muss, wenigstens mit diesen Speisen eine gewisse Lebensfreude haben und nicht auch noch wenig schmackhafte Gerichte vorfinden.

Sind Obst- oder Milchtage sinnvoll?

Der Wert so genannter Milch- und Obsttage ist unter dem Blickwinkel der Bilanz der Kalorien zu betrachten. Da an solchen Tagen weniger Kalorien zugeführt werden, wird der Patient besonders gut abnehmen. Eine Notwendigkeit für solche Milch- und Obsttage besteht aber ebenso wenig wie für die Einnahme von Industriepräparaten, die mit Zubereitungen von Gelatine u.ä. eine starke Magenfüllung hervorrufen.
Die folgende Tabelle zeigt, wie Sie Kalorien einsparen können, indem Sie energiereiche Nahrungsmittel durch energiearme ersetzen.

Reduzierte Kalorienzufuhr durch Austausch energiereicher Lebensmittel (nach Schlierf und Mitarbeiter)

g	energiereich	kcal	energiearm	kcal
150	gebundene Suppe	70	klare Suppe	20
150	Schweineschnitzel	250	Kalbsschnitzel	160
30	Salami	165	Lachsschinken	40
30	Mettwurst	160	Corned Beef	45
150	Räucheraal	500	Kabeljaufilet	120
150	Sahneeis	350	Joghurt, fettarm	60
200	Erbsen, grün	185	Blumenkohl	55
200	Pommes frites	440	Pellkartoffeln	170
120	Sahnetorte	420	Obstkuchen	210
250	Traubensaft	185	Tee mit Zitrone	0
250	Wein	175	Mineralwasser	0
50	Erdnüsse	315	Gewürzgurke	10

Am einfachsten durchzuführen und von den Patienten besonders geschätzt ist die Verordnung einer Diät, in der zumindest die Hauptmahlzeiten mit genormter kalorienarmer Konservennahrung bestritten werden: Die Mahlzeiten sind schmackhaft, Fehler in der Berechnung können nicht gemacht werden. Solche Konserven für Übergewichtige – und übrigens auch für Diabetiker – sind in Apotheken und Reformhäusern erhältlich.

Nein zur Nulldiät!

Die stärkste Gewichtsabnahme könnte man natürlich dann erzielen, wenn auf jegliche Nahrungszufuhr verzichtet würde. Dieses Totalfasten wird auch als Nulldiät bezeichnet und wurde längere Zeit unter stationären Bedingungen immer wieder durchgeführt. Inzwischen ist man davon abgekommen, da man das Risiko einer eiweißfreien Nulldiät, die zwangsläufig zur Einschmelzung körpereigenen Eiweißes führen würde, nicht eingehen will. Im Übrigen erhöht eine solche Nulldiät ja nur das Tempo der Gewichtsabnahme und ändert nichts an dem Prinzip der nur etwas langsamer erfolgenden Gewichtsabnahme etwa bei Einhalten einer 800- oder 1000-Kalorien-Diät. Außerdem wird der Grundumsatz erniedrigt, was zu einer besonders starken Gewichtszunahme nach Beendigung der Nulldiät führen kann. Dies gilt auch für Diäten, bei denen beispielsweise nur 300 bis 500 Kalorien täglich aufgenommen werden.

Um bei unserem obigen Beispiel zu bleiben: Bei Nulldiät würde ein Patient im gleichen Zeitraum doppelt so viel abnehmen wie bei einer 1000-Kalorien-Diät. Für den Organismus ist es aber sicherlich zuträglicher, wenn die ebenfalls noch strenge Abmagerungskur mit 1000 kcal pro Tag über einen längeren Zeitraum ausgedehnt wird.

Beachten Sie

Bei jeder Diät, die zu stärkerer Gewichtsabnahme führt, muss für eine reichliche Flüssigkeitszufuhr gesorgt werden. Das Trinken von Tee, Kaffee und Mineralwässern hat auf das eigentlich interessierende Körpergewicht, das heißt auf die Menge des abzubauenden Fettgewebes, überhaupt keinen Einfluss. Schon oben wurde erwähnt, dass mit dem Trick »Flüssigkeitsentzug oder Wasserausschwemmung aus dem Körper« mittels Medikamenten oder Schwitzkuren nur Selbstbetrug betrieben wird.

Bewegungsbehandlung

Der Fettsüchtige kann durch Überschreiten des Nahrungsbedarfs allmählich fett werden, wobei natürlich auch ein »zu wenig« an täglicher körperlicher Bewegung den Fettansatz begünstigen kann. Bei der eigentlichen Behandlung der Fettsucht wird aber die körperliche Tätigkeit in ihrer Bedeutung überschätzt. Der Kalorienverbrauch bei einem mehrstündigen Spaziergang entspricht der Kalorienmenge eines Butterbrotes. Es lässt sich ermessen, wie wenig also mit solchen Maßnahmen allein auszurichten ist (siehe die folgende Tabelle).

Kalorienverbrauch durch Bewegung (nach Wolfram)

250 kcal enthalten in:	verbraucht durch:
40 g Erdnüssen	50 min Spaziergang (2 km/h)
50 g Mandeln	90 min Fensterputzen
50 g Schokolade	90 min Bügeln
200 g Fruchteis	90 min Radfahren (10 km/h)
0,5 l Bier oder Cola	50 min Tischtennis
0,3 l Wein	50 min Schwimmen (20 m/min)
0,1 l Whisky	25 min Laufen (9 km/h)

Stärkere Gewichtsabnahme nach körperlichen Anstrengungen ist stets auf Wasserverluste (Schweiß!) zurückzuführen, wie sich bei einer erneuten Kontrolle des Körpergewichts am nächsten Tag herausstellt. Unabhängig von dieser Einschränkung sollte man aber dem Patienten – wie im Übrigen jedem Menschen – eine regelmäßige körperliche Tätigkeit empfehlen, wobei allerdings von Leistungssport in der Phase der drastischen Gewichtsreduzierung unbedingt abzuraten ist.

Übrigens hatte ich einmal einen Patienten, der bis zu drei Stunden am Tag – meist planschend – im Schwimmbad verbrachte. Auf meine Vorhaltung, dass diese geringe körperliche Tätigkeit bei der Gewichtsabnahme auch nicht viel helfe, erwiderte er überzeugend: »Was glauben Sie, wie viel weniger ich dadurch zunehme, dass ich wenigstens im Wasser nichts esse!« Auch ein Argument!

Psychotherapie und Verhaltenstherapie

Mitunter soll die Fettsucht Symptom einer seelischen Störung sein, die der Patient durch vermehrte Nahrungszufuhr abreagieren will. In solchen Situationen kann sich das seelische Leiden mitunter sogar verstärken, wenn man größere Nahrungsmengen entzieht. Gelegentlich werden deswegen bei Diätkuren Depressionen beobachtet.

Insgesamt gesehen darf die Bedeutung dieser Zusammenhänge aber nicht überschätzt werden, da Fettsüchtige auch andere Möglichkeiten haben, ihren seelischen Problemen zu begegnen. Verhaltensstörungen in der Appetitregulation sind immer wieder als Ursache der Fettsucht diskutiert worden. Diese Theorie sieht die Nahrungsaufnahme bei Fettsüchtigen als von außen her gesteuert an. Da überzeugende Erfolge der Verhaltenstherapie bisher fehlen, wird die Bedeutung eines gestörten Verhaltens für die Entstehung der Fettsucht heute nicht mehr als entscheidend angesehen. Ob man im Einzelfall zu einer psychotherapeutischen Behandlung übergehen soll, muss der Arzt entscheiden. Es ist zu berücksichtigen, dass eine solche Behandlung zeitlich und finanziell außerordentlich aufwendig ist, wodurch sie für die überwiegende Zahl der Fettsüchtigen entfällt. Selbstverständlich soll der behandelnde Arzt versuchen, Einfluss auf die Psyche des Patienten zu nehmen und ihm die unangenehme Abmagerungskur zu erleichtern.

Ist eine Behandlung der Fettsucht mit Medikamenten sinnvoll?

Diese Frage ist für einige Präparate klar zu verneinen. Besonders gewarnt werden muss vor der kritiklosen Anwendung von Schilddrüsenpräparaten. Zwar lässt sich damit der Grundumsatz steigern und natürlich auch eine Gewichtsabnahme bei anhaltend gleicher Kalorienzufuhr erzielen, der Wert dieser »Therapie« ist aber mit dem Versuch vergleichbar, bei Fettsüchtigen künstlich Fieber zu erzeugen, um auf diese Weise den Grundumsatz zu erhöhen. Nur wenn bei Fettsüchtigen die Schilddrüse eine Unterfunktion aufweist, ist der Einsatz solcher Präparate gerechtfertigt.

Die in der Presse oft angepriesenen Entfettungsmittel sind zumeist salz- und wassertreibende Substanzen oder Abführmittel. Sie sind keineswegs ungefährlich, da wichtige Salze (insbesondere Kalium) verlorengehen können.
Auch bei der Anwendung von Appetitzüglern ist eine gewisse Zurückhaltung am Platze. Bestimmte Substanzen können eine Sucht erzeugen, andere wurden wegen schwerer Nebenwirkungen aus dem Handel genommen. Da bei Fettsüchtigen aber häufig eine Störung im Appetitverhalten vorliegt, wäre – wenn schon ein Medikament in Frage kommt – ein unschädliches Präparat sicherlich eine große Hilfe für den Patienten wie auch für den Arzt. Mit Sibutramin (Reductil) liegen am ehesten günstige Ergebnisse vor.
Neuerdings gibt es das Medikament Orlistat (Xenical), das die Aufnahme von Nahrungsfett aus dem Darm erschwert und damit zu Fettstühlen und Gewichtsabnahme führt. Die Patienten werden eigens auf eine fettarme Diät geschult, dadurch sind die Ergebnisse ausgezeichnet. Da die Begleitkost fettarm ist und mit Hilfe von Xenical stets etwa 30 % des zugeführten Fettes nicht resorbiert werden, kommt es einerseits zu der erwünschten geringen Fettaufnahme in den Organismus, andererseits auch zu einer relativ geringen Fettausscheidung. Auf diese Weise sind die Fettstühle und damit die Nebenwirkungen deutlich abgeschwächt.

Gefährliche Irrwege in der Behandlung der Fettsucht

Drei Beispiele will ich Ihnen nennen, welche medikamentösen oder operativen Irrwege der menschliche (Un)Verstand gehen kann, wenn es gilt, die Fettsucht zu bekämpfen:
In Amerika hat man Bandwurmeier an übergewichtige Personen verfüttert, um durch die Ansiedlung eines gefräßigen Mitessers im Darm eine Abmagerung zu erreichen.
Ein Wunder, dass man es nicht gleich mit einer verstümmelnden Operation versucht hat. Oder wurde dies womöglich auch versucht? In der Tat! Und zwar hat man unter Inkaufnahme schwerer gesundheitlicher Schäden große Teile des Darms wegoperiert, um damit die Nahrungsaufnahme einzuschränken.

Und schließlich hat man bei bedauernswerten Übergewichtigen sogar eine Verdrahtung von Ober- und Unterkiefer vorgenommen, damit diese Patienten nur noch mit einem Strohhalm flüssige Nahrung, aber nichts Festes mehr zu sich nehmen konnten. Wohlgemerkt, über viele Monate!

Praktische Empfehlungen und Zukunftsaussichten

Im Allgemeinen fühlt sich der Patient bereits während der Abmagerungskur wohler, was man ihm anfangs nicht unbedingt ansieht und was ihm leider auch oft von »guten Freunden« vorgehalten wird. Natürlich entstehen im Lauf der Abmagerung bei älteren Personen Hautfalten, die die Patienten vorübergehend noch älter wirken lassen. Es kommt aber regelmäßig zur Besserung jener Beschwerden, die durch Zweiterkrankungen hervorgerufen werden. Diese Leiden bestimmen entscheidend die Zukunftsaussichten und die Lebenserwartung des Fettsüchtigen.

10 Regeln zur Gewichtsreduktion (nach Wolfram)

- Führen sie über Ernährungsweise und Gewicht Protokoll.
- Verteilen Sie das Essen auf 4 bis 6 kleinere Mahlzeiten pro Tag.
- Essen Sie nur an einem bestimmten Platz in der Wohnung und kauen Sie langsam und gründlich.
- Wiegen Sie alle Lebensmittel ab.
- Bevorzugen Sie eiweißreiche Nahrungsmittel.
- Meiden Sie zuckerhaltige, stärke- und vor allem fettreiche Lebensmittel.
- Essen Sie ballaststoffreich, vor allem Obst und Gemüse.
- Benützen Sie Römertopf, Aluminiumfolie und Teflonpfanne für die Zubereitung Ihrer Speisen.
- Bevorzugen Sie kalorienfreie Getränke.
- Sorgen Sie jeden Tag für ausreichend Bewegung.

Magersucht

Bis zu einem gewissen Grade kann die Magersucht als das Gegenteil der Fettsucht definiert werden: Bei der Magersucht ist der Kalorienbedarf, den ein normales Leben erfordert, größer als die von dem Patienten tatsächlich zugeführte Kalorienmenge.

Trotz dieser einfachen Definition verbergen sich hinter dem Bild einer extremen Magerkeit, die bei uns viel seltener ist als die Fettsucht, zahlreiche Erkrankungsmöglichkeiten. Die Magersucht beruht aber in jedem Fall auf einer unzureichenden Ernährung.

Oft ist es schwierig, die Folge einer quantitativen und qualitativen Unterernährung, also die aus Kalorienmangel, Eiweißdefizit und Vitaminmangel entstehenden Erscheinungen, voneinander abzugrenzen.

Mögliche Ursachen

In Notzeiten, bei einem Mangel an Nahrungsmitteln, erklärt sich die Magersucht am einfachsten. Man sollte nicht vergessen, dass auf dieser Welt Millionen von Menschen hungern und an den Folgen unzureichender Nahrungszufuhr frühzeitig sterben, während unsere »Probleme« bei der Nahrungszufuhr in der Regel darin bestehen, dass wir mit dem Zuviel an Lebensmitteln »fertig werden müssen«.

Eine Beeinträchtigung der Nahrungsaufnahme kann aber auch die Folge bestimmter organischer oder auch psychiatrischer Krankheiten sein. Erwähnt seien Erkrankungen, die den Schluckakt beeinträchtigen, wie Tumoren oder Entzündungen im Bereich des Rachens und der Speiseröhre. Aber bereits ein nicht funktionierendes Gebiss oder die Eigenschaft alter Menschen, ihr künstliches Gebiss selten oder überhaupt nicht zu tragen, kann zu einer deutlichen Verminderung der Nahrungszufuhr und zur Magersucht führen. Auch psychiatrische Patienten verweigern oft die Nahrungsaufnahme.

Krankheiten, die zur Magersucht führen

Es gibt eine Fülle von Krankheiten, die indirekt zur Magersucht führen, zum Beispiel:

- Schilddrüsenüberfunktion (Hyperthyreose)
- Diabetes mellitus (Zuckerkrankheit)
- Erkrankungen der Bauchspeicheldrüse und des Darmes
- Chronische Infektionen
- Krebs

Bei der Überfunktion der Schilddrüse werden zu große Mengen an Schilddrüsenhormonen gebildet, die dann in unnötiger Weise den Grundumsatz und damit den Kalorienbedarf erhöhen. Dadurch kann ein Energiedefizit entstehen.
Beim unbehandelten Diabetes werden große Mengen Zucker, Wasser, Salze und Aminosäuren über die Nieren abgegeben, sodass daraus zu Beginn des Diabetes häufig eine Gewichtsabnahme resultiert (siehe Seite 110 ff.).
Bei Erkrankungen der Bauchspeicheldrüse und des Darms ist entweder die Möglichkeit, die zugeführten Speisen richtig zu verdauen, nicht gegeben (die Nahrung geht z.T. mit Durchfällen verloren) oder die verdaute Nahrung kann durch eine nicht mehr intakte Darmschleimhaut nur unvollständig in den Körper aufgenommen werden. In beiden Fällen kommt es zur Magersucht.
Natürlich können auch chronische Infektionen und insbesondere Krebserkrankungen zur Magersucht führen, wobei hier der Grund – wenn nicht eine dauernde Appetitlosigkeit vorliegt – noch nicht recht aufgeklärt ist. Schließlich sollte man nicht vergessen, dass auch bei Eingeweideparasiten, wie bei Bandwurmbefall, eine Magersucht entsteht. Letztere Beobachtung hat ja zu der grotesken Vorstellung geführt, dass man die Fettsucht durch Einnahme von Bandwurmeiern (siehe Seite 59) und damit durch die Implantation eines schädlichen Parasiten behandeln könnte!
Auf die Anorexia nervosa und die Bulimie wird gesondert eingegangen (siehe Seite 67).

Wie wird Magersucht festgestellt?

Das charakteristische Aussehen magerer Menschen ermöglicht die sofortige Diagnose, die durch das Wiegen auf der Personenwaage bestätigt wird. Die Patienten klagen über Abgeschlagenheit, Kältegefühl, Leistungsminderung sowie Störungen der Potenz oder der Menstruation. Natürlich werden die Fettdepots primär vermindert, wenn auch das Bauchfett bei älteren Menschen oft auffallend lange erhalten bleibt. Die Haut ist dünn und fühlt sich trocken an; sie lässt sich in Falten abheben. Bei einer Hungerdystrophie, die in Notzeiten stets mit einem Mangel an Eiweiß einhergeht, wird man häufiger Wassereinlagerungen (Ödeme) feststellen können. Durch den Eiweißmangel verliert der Körper die Fähigkeit, den kolloidosmotischen Druck aufrechtzuerhalten und das Wasser in der Blutbahn festzuhalten; statt dessen geht es in die Körpergewebe über.

Patienten, die früher fettsüchtig waren, werden sich bei Abmagerung natürlich äußerlich stärker verändern, als es auf vorher Normalgewichtige zutrifft. Auf Vitaminmangelzustände in dieser Situation wird gesondert eingegangen (siehe Seite 70).

Antriebsschwäche und erniedrigter Grundumsatz

Kennzeichnend für alle Magersüchtigen sind die Antriebsarmut und der erheblich erniedrigte Grundumsatz. Letzteres stellt eine für den Augenblick sinnvolle Maßnahme zum Einsparen von Energie dar. Unter anderem zeigt sich dieser »Schongang«, den sich der Körper auferlegt, auch in einer allgemeinen Verlangsamung, in einem niedrigen Blutdruck und in einem langsamen Pulsschlag. Auch die Körpertemperatur ist auf 36 °C und weniger erniedrigt.

Anpassung des Stoffwechsels

Es gibt bestimmte biochemische Anpassungsmechanismen, die auch den Stoffwechsel des Magersüchtigen verändern. So gewinnt das Gehirn, das primär auf Traubenzucker angewiesen ist, die Möglichkeit, bestimmte Fettabbauprodukte zu verwerten.

> **Zahlenbeispiel**
> Wenn ein 65 kg schwerer Mann ein Viertel seines Körpergewichts abnimmt, dann reduziert er seinen Fettbestand um Dreiviertel der ursprünglichen Menge, den Kohlenhydratgehalt des Körpers um 40 % und den Eiweißbestand und das intrazelluläre Körperwasser um jeweils ein Viertel des Ursprünglichen. Der Bestand an Mineralien nimmt um 10 % ab.

Die Patienten sind in geistiger Hinsicht jedoch meist erstaunlich rege. Weniger die Magersucht selbst als die Diagnose jener Erkrankungen, die das Symptom Magersucht im Gefolge haben können, stellt die eigentlich wichtige diagnostische Aufgabe des Arztes dar.

Formen der Magersucht bei Mädchen und jungen Frauen

Besonders wichtig sind die psychogenen Magersuchtsformen, die sich vorwiegend bei jungen Mädchen und Frauen finden.

Anorexia nervosa

Bei der Anorexia nervosa (Pubertätsmagersucht) steht die Sorge junger Mädchen im Vordergrund, dick zu werden. Auch geringfügige Gewichtszunahmen, noch weit im Bereich des Untergewichts, werden als eine Katastrophe empfunden und mit einer sofortigen neuerlichen Reduzierung der Nahrungszufuhr bzw. der Aufgabe des Essens für eine gewisse Zeit durch die Patientinnen beantwortet. Die Krankheit betrifft überwiegend junge Mädchen und Frauen zwischen 15 und 25 Jahren. Seltener, allerdings in letzter Zeit häufiger, kommt es auch einmal bei männlichen Personen zur Anorexia nervosa. Man rechnet, dass auf 12 kranke Frauen ein männlicher Patient mit Pubertätsmagersucht trifft. Die Häufigkeit mit 15 Kranken auf 10000 Einwohner ist wahrscheinlich zu tief gegriffen, da das Krankheitsbild in letzter Zeit ständig zunimmt.

Bulimia nervosa (Ess-Brech-Sucht)

Die Bulimia nervosa wurde erst später als Krankheitsbild beschrieben. Das Wort »Bulimia« stammt aus dem Griechischen und bedeutet »Heißhunger«. Hier kommt es zu dem merkwürdigen Phänomen, dass das Verschlingen größerer Nahrungsmittelmengen innerhalb weniger Stunden durch ein bewußt von den Patientinnen herbeigeführtes Erbrechen wieder »ausgeglichen« wird. Zwischendurch treten Bauchbeschwerden und Schläfrigkeit auf. Die Patienten haben ebenso wie diejenigen mit Anorexia nervosa Angstgefühle, wobei sie befürchten, die Willenskontrolle über das Essen zu verlieren. Auch von diesem Krankheitsbild nimmt man an, dass es im Zunehmen begriffen ist. Genaue Häufigkeitszahlen liegen noch nicht vor.

Unterschiede zwischen Anorexie und Bulimie

Bei der Bulimia nervosa hat vorher wesentlich häufiger eine Fettsucht bestanden als vor Beginn einer Anorexia nervosa. Außerdem sind bei den Bulimie-Patienten Drogen- und Alkoholmißbrauch nicht selten. Patientinnen mit Anorexia nervosa machen trotz ihrer extremen Magerkeit im allgemeinen keinen depressiven Eindruck, fühlen sich wohl und sind oft überdurchschnittlich intelligent. Bulimie-Patientinnen jedoch fühlen sich krank und leiden darunter. In den Industrienationen sind die Formen der psychogenen Magersucht bezeichnenderweise wesentlich häufiger als in der dritten Welt, während natürlich die Magersucht als Folge des Hungers – wie oben erwähnt – nach wie vor das größte Problem vieler unterentwickelter Länder ist.

Wenn Sie übrigens eine vielleicht etwas eitle, überschlanke Tochter haben, dann brauchen Sie nicht gleich die Diagnose einer Anorexie oder Bulimie zu stellen. Das Schönheitsideal vieler junger Mädchen entspricht eben heutzutage diesem manchmal übertrieben schlanken Typus. Allerdings muss darauf hingewiesen werden, dass es fließende Übergänge zwischen einem solchen Verhalten und echten psychischen Störungen gibt. Dies zu erkennen ist dann eine besonders schwierige Aufgabe für den um Rat gefragten Arzt.

Behandlung

Kausaltherapie

Je nach Ursache der Magersucht sind verschiedene therapeutische Maßnahmen erforderlich. Man kann zwischen einer ursächlichen und einer symptomatischen Behandlung unterscheiden.

> **Beachten Sie**
> Unter der ursächlichen Behandlung (Kausaltherapie) der Magersucht ist jede Behandlung zu verstehen, die das zugrunde liegende Leiden beeinflussen oder heilen kann.

Zu denken ist an die Beseitigung anatomischer Hindernisse, die die Nahrungszufuhr beeinträchtigen (Tumoren im Rachen oder in der Speiseröhre), oder bei magersüchtigen Geisteskranken an eine psychiatrische Therapie. Ein Versagen der Verdauungsfunktion wird man durch Ersatz entsprechender Darmfermente weitgehend ausgleichen können. Störungen der Resorption sind wesentlich schwieriger zu behandeln und bedürfen mitunter in schweren Fällen der intravenösen Nahrungszufuhr.

Besonders eindrucksvolle Erfolge sind bei der Therapie der Hyperthyreose und des frischen, vorher unbehandelten Diabetes mellitus festzustellen. In solchen Fällen ist natürlich nicht die vermehrte Nahrungszufuhr, sondern die zumeist medikamentös durchgeführte Bremsung der übermäßigen Bildung von Schilddrüsenhormonen bzw. die Diabetestherapie die Behandlungsmethode der Wahl. Sie ermöglichen es, die in richtiger Menge zugeführten Nährstoffe wieder voll zu verwerten.

Ähnliches gilt für die Eliminierung von Eingeweideparasiten, also z.B. bei einer erfolgreich durchgeführten Bandwurmkur. Die Abmagerung krebskranker Patienten ist einer Behandlung in der Regel nicht zugänglich, da mit diesem Zustand zumeist eine Phase erreicht ist, in der eine Kausaltherapie nicht mehr möglich ist.

Behandlung von Anorexie und Bulimie

Sehr große therapeutische Probleme gibt es bei den geschilderten Sonderformen der Anorexia nervosa und der Bulimie. Hier sollte man alle Möglichkeiten der psychiatrischen und psychotherapeutischen Behandlung ausschöpfen, um den bedauernswerten Patientinnen zu helfen. Gerade bei den Patientinnen mit Anorexia nervosa kann sich erfreulicherweise das Bild von einem Tag zum andern ändern.
Scheinbar hoffnungslose Fälle beginnen aufgrund irgendwelcher äußerer Anlässe wieder Nahrung zu sich zu nehmen und Körpergewicht anzusetzen. Gerade wenn der erste Freund in das Leben eines solchen jungen Mädchens tritt, ist oft die Phase der Anorexia nervosa jäh beendet. Trotzdem soll man nicht mit törichten Sprüchen wie »der fehlt ja nur ein Mann« diese äußerst ernstzunehmende Erkrankung in ihrer Bedeutung abwerten. Fürsorgliche Pflege durch die Angehörigen, u. U. bei extremen Eiweiß- und Vitaminmangelzuständen eine intravenöse oder Sondenernährung und eine gute psychotherapeutische Betreuung müssen eingesetzt werden, um dem Zustand zu begegnen.

Symptomatische Therapie

Neben der Kausaltherapie soll man also den Wert der symptomatischen Behandlung nicht unterschätzen. Im Grunde ist sie stets unentbehrlich. Der Ernährungszustand läßt sich nur dadurch bessern, dass der Brennwert der zugeführten Nahrung größer ist, als es dem Bedarf entspricht. Es ist zweckmäßig, das Körpergewicht vor und nach dem nächtlichen Schlaf festzustellen, und zwar jeweils nach Entleerung der Blase. Auf eine optimale Eiweißzufuhr ist besonders zu achten. Man kann versuchen, durch leichte krankengymnastische Übungen den Muskelansatz zu fördern und damit der Katabolie, also der Einschmelzung von Muskeleiweiß, entgegenzuwirken. Der hier erwünschte Fettansatz wird durch die verstärkte Zufuhr von Kohlenhydraten erleichtert, die nach längerem Hunger auch als der am besten verdauliche und verwertbare Nährstoff anzusehen sind. Um eine ausreichende Energiezufuhr zu gewährleisten, ist natürlich auch eine allmählich zu steigernde Fettmenge erforderlich.

Man muss aber mit der Zufuhr dieses Nährstoffs zurückhaltend sein, da der fettentwöhnte Körper hier am ehesten Unverträglichkeitserscheinungen zeigt. Erinnert sei an die traurigen Fälle, bei denen halbverhungerte Kriegsgefangene nach der Entlassung infolge übermäßiger Fettzufuhr nicht behebbare Durchfälle bekamen und verstarben.

Beachten Sie

Die Ernährung magersüchtiger Patienten muss nach Beseitigung der Ursache der Magersucht also sorgfältig und vorsichtig erfolgen. Eine plötzliche, allzu reichliche Kalorienzufuhr ist nicht angezeigt. Die Normalisierung des Körpergewichts wird sich sowieso – wenn überhaupt ein Erfolg in der Behandlung zu verzeichnen ist – erst nach Monaten zeigen.

Künstliche Ernährung

Wie schon erwähnt, kann auch die intravenöse Ernährung oder die Sondenernährung eine wichtige Rolle spielen. Natürlich soll der Patient so schnell wie möglich auf normalem Wege Nahrung zu sich nehmen. Andererseits darf aber nicht verkannt werden, dass die großen Fortschritte auf dem Gebiete der künstlichen Ernährung entscheidend dazu beigetragen haben, vielen Patienten mit Magersucht das Leben zu erhalten. Alle wichtigen Nährstoffe (Zucker, Fett, Aminosäuren) sowie Vitamine und Mineralien können heute im Bedarfsfall intravenös verabreicht werden.

Medikamentöse Behandlung

Eine medikamentöse Behandlung des Appetitverlustes wird mit verschiedenen Medikamenten versucht, ist aber meist nicht sehr erfolgreich. Dies gilt – grob gesagt – für die psychogenen Formen der Erkrankung, bei der die Patienten nicht essen wollen, ebenso wie für Krebskranke, die nicht essen können. Die Zuwendung seitens der Angehörigen ist in solchen Situationen von größerer Bedeutung als die Versuche, mit Medikamenten den Appetit zu steigern. Geduldiges Zureden – ohne dass Druck oder Zwang ausgeübt wird –, das Zubereiten besonders schmackhafter Speisen und Rücksicht auf die Wünsche oder Antipathien des Patienten sollten helfen, je nach Art des vorliegenden Krankheitsbildes die Magersucht zu heilen oder wenigstens zu bessern.

Verlauf und Lebenserwartung

Die Prognose der Magersucht hängt von vielen verschiedenen Faktoren ab:

- Zugrunde liegende Erkrankungen
- Ausmaß der Magersucht
- Dauer der Unterernährung
- Zusammensetzung der Nahrung während der Hungerperiode (Eiweißgehalt!)
- Lebensalter
- Widerstandskraft und der Kooperationsbereitschaft des Patienten

Mit Sicherheit wird eine über viele Monate oder gar Jahre bestehende Unterernährung zu schweren Schäden im Körper führen. Dies gilt etwa akut für die Komplikationen, die aus schwerem Kaliummangel entstehen, oder bei einem zu starken Eiweißverlust. Auch sind die Patienten durch Infekte gefährdet: Sie reagieren nicht mehr ausreichend auf die erforderlichen Medikamente, in diesem Beispiel also auf Antibiotika. Ehemalige Kriegsgefangene mit Hungerdystrophie wiesen immer wieder Leberschäden auf. Auch kommt es bei verminderter Kalziumzufuhr zu einer Entkalkung der Knochen.

Vitaminmangelzustände

In Ergänzung zu den Ausführungen auf Seite 33 sollen im Folgenden einige Vitaminmangelzustände besprochen werden.

In unseren Breiten trifft man kaum jemals auf einen vollständigen Mangel eines oder mehrerer Vitamine (»Avitaminosen«). Sogenannte »Hypovitaminosen«, also eine Unterversorgung mit Vitaminen, sind schwieriger festzustellen als die Folgen eines völligen Vitaminmangels, sind aber bei einseitiger Ernährung (insbesondere bei alten Menschen) und natürlich bei Unterernährung nicht selten. Der Vollständigkeit halber sei erwähnt, dass es auch »Hypervitaminosen« gibt, also eine Vergiftung des Körpers infolge Überdosierung von Vitaminen, was allerdings nur bei einem »Zuviel« an den fettlöslichen Vitaminen A und D und eventuell auch E von Bedeutung ist. Da es sich dabei um ein rein ärztliches Problem handelt, das sich überdies sehr selten stellt, sollen Hypervitaminosen nur beim Vitamin D kurz erörtert werden.

Wie sinnvoll sind Vitaminpräparate?

Widerstehen Sie der Versuchung, für alles und jedes Gebrechen einen angeblichen Vitaminmangel verantwortlich zu machen. Die Summen für unnötig eingenommene Vitaminpräparate gehen in die Millionen. Und die Schäden durch übersehene ernste Krankheiten bei Menschen, die ständig ihren »Vitaminmangel« behandelten, sind gar nicht abzuschätzen!

Grundsätzlich ist zu sagen, dass eine unzureichende Versorgung mit Vitaminen zunächst dazu führt, dass die körpereigenen Vorräte dieser Wirkstoffe aufgebraucht werden.

Durch eine falsche Zubereitung von Speisen kann es zu Vitaminmangelzuständen kommen. Nicht nur in den Entwicklungsländern, sondern – wenn auch nicht so ausgeprägt – auch in unseren Breiten führt die geschilderte Fehlernährung (siehe

Seite 38) – bevorzugte Zufuhr der Energieträger Zucker, Fett und Alkohol – zu Vitaminmangelzuständen. Bestimmte Krankheiten – insbesondere wenn die Nahrungsaufnahme gestört ist oder Erkrankungen von Niere oder Leber vorliegen – begünstigen ebenfalls Vitaminmangelzustände.

Speicherkapazität einiger lebenswichtiger Stoffe (nach Passmore)

Vitamin D	kann aus Cholesterin gebildet werden
Vitamin A	1 bis 2 Jahre
Vitamin E	1 Jahr
Vitamin B_1	4 bis 10 Tage
Vitamin B_2	2 bis 6 Wochen
Vitamin B_6	2 bis 6 Wochen
Folsäure	3 bis 4 Monate
Vitamin B_{12}	3 bis 5 Jahre
Kalzium	10 bis 15 Jahre
Eisen	1,5 Jahre

Vitamin-A-Mangel

Der Mangel an Vitamin A zeigt sich in erster Linie an der Haut und an den Augen. Austrocknung und Schuppung der Haut (man spricht von einer Krötenhaut) kommen vor. Die Haare sind trocken und brechen, auch die Fingernägel zeigen Wachstumsstörungen. Wichtig ist, dass man unter Vitamin-A-Mangel die Entwicklung einer Nachtblindheit beobachten kann, d.h. eine Verminderung der Sehschärfe im Halbdunkel und im Dunkeln. Diese Mangelerscheinung lässt sich innerhalb weniger Tage mit Vitamin-A-Gaben völlig beheben. Eine Austrocknung der Bindehaut sieht man nur bei einem besonders ausgeprägten Mangel an Vitamin A. Gefürchtet sind Infektionen, die sich auf die trockene Bindehaut des Auges aufsetzen und zu Schäden an der Hornhaut und zu erheblichen, dauernden Sehverlusten führen können. Beim Säugling kann es zu einer Wachstumsstörung kommen, mitunter auch zu Blutarmut.

Beachten Sie

Wichtigste Ursachen für einen Mangel an Vitamin A, das ja ein fettlösliches Vitamin ist, sind Störungen der Fettaufnahme aus dem Darm, zum Beispiel bei Behinderungen des Gallenflusses, bei Pankreaserkrankungen oder bei einer generellen Beeinträchtigung der Aufnahme von Nährstoffen aus dem Darm.

Vitamin-D-Mangel

Die Vitamin-D-Gruppe besteht aus mehreren biologischen Wirkstoffen, auch als Calciferole bezeichnet. Praktisch am wichtigsten ist der Mangelzustand beim Kind: die früher sehr häufige Rachitis. Zur Verhütung des Vitaminmangels ist die Einwirkung von Sonne von größter Bedeutung. So wird durch Sonnenbestrahlung in der Haut aus Vorstufen des Vitamins natürliches Vitamin D (Cholecalciferol) gebildet, das dann in Leber und Niere erneut chemisch umgewandelt wird. Daraus ergibt sich schließlich eine Substanz mit der höchsten Vitaminwirksamkeit. Wegen der Bedeutung des Sonnenlichts für die Vitamin-D-Bildung ist die Rachitis in tropischen Ländern sehr selten.

Die vorsorgliche Verabreichung kleiner Dosen Vitamin D an Kleinst- und Kleinkinder ist in Deutschland und anderen (sonnenarmen) mittel- und nordeuropäischen Ländern vernünftigerweise gang und gäbe. Deswegen sieht man in diesen Ländern kaum noch Fälle ausgeprägter Rachitis, die zum Beispiel vor dem Ersten Weltkrieg häufig zu beobachten waren. In den medizinisch hoch entwickelten USA gibt es hingegen kaum eine Vitamin-D-Prophylaxe – wegen des Sonnenlichts in den meisten Staaten.

Wie äußert sich Rachitis beim Kind?
Froschbauch, Verkrümmung der Knochenrippen mit rachitischem »Rosenkranz«, eine eigentümliche Kopfform, typische Röntgenbefunde an den Wachstumsfugen der Knochen und eine so genannte Olympierstirn sind klassische Zeichen. Aber auch Verdauungsbeschwerden mit Blähungen und Verstopfung sowie Reizbarkeit und Müdigkeit gehören mit zum Krankheitsbild. Die Diagnose ist leicht zu stellen und wird insbesondere durch die Röntgenuntersuchungen und durch Blutkontrollen des Phosphatgehaltes (bei Rachitis erniedrigt!) erhärtet.

Auch beim erwachsenen Menschen bewirkt der Vitamin-D-Mangel massive Störungen, trifft aber hier auf ein Knochensystem, dessen Wachstum bereits beendet ist. Die Resorption von Kalzium aus dem Darm wird bei Vitamin-D-Mangel stark beeinträchtigt. Auf diese Weise kommt es nun wiederum zu Schäden am Skelettsystem (Osteomalazie). Röntgenologisch findet man eine erhöhte Strahlendurchgängigkeit und eine strähnige Zeichnung des Skeletts. Die Knochen sind schmerzempfindlich; überlastete Skeletteile werden regelrecht verbogen. Spezialuntersuchungen des Kalziumstoffwechsels sichern die Diagnose.
Sowohl beim Erwachsenen wie beim Kind lassen sich bei rechtzeitiger Verabreichung von Vitamin D in Form von Cholecalciferol oder auch von späteren Stufen des hormonartigen Vitamins die Mangelzustände beheben.

Vorsicht
Eine Überdosierung von Vitamin D – etwa wenn versehentlich eine zu hohe Dosis des an sich angezeigten Medikaments gegeben wird – kann zu schwersten Schäden führen. Besonders gefürchtet sind Ablagerungen von Kalksalzen in den Gefäßen und in der Niere (mit der Folge eines Nierenversagens).

Vitamin-E-Mangel

Es war bis vor kurzer Zeit noch recht umstritten, ob es ein Krankheitsbild gibt, das einem Vitamin-E-Mangel zuzuordnen ist. Immerhin weiß man jetzt, dass beim Frühgeborenen eine besondere Form der Blutarmut unter Vitamin-E-Mangel auftreten kann. Mangelzustände beim Erwachsenen sind wegen des reichhaltigen Vorkommens von Vitamin E in vielen Lebensmitteln eher unwahrscheinlich. Deshalb muss man auch mit Berichten über Muskelschwund bzw. Veränderungen am Genitalorgan unter Vitamin-E-Mangel skeptisch sein. Hohe Dosen Vitamin E werden bei der Behandlung der Sterilität verabreicht. Dabei hat man die Unschädlichkeit, aber auch die Unwirksamkeit dieser »Therapie« festgestellt.

Hingegen wird das – wie Vitamin C – als Antioxidans wirksame Vitamin E bei der Behandlung der Arteriosklerose und ihrer Folgen (Herzinfarkt) diskutiert, ohne dass allerdings bisher überzeugende günstige Befunde erhoben werden konnten.

Vitamin-K-Mangel

Vitamin K kommt vor allem in verschiedenen Gemüsen vor (siehe Tabelle Seite 34). Da Vitamin K ebenfalls ein fettlösliches Vitamin ist, sind Störungen der Fettresorption – also der Aufnahme von Fett aus dem Darm – mitunter die Ursache für einen Vitamin-K-Mangel. Hierzu gehört insbesondere der Ausfall der für die Fettresorption wichtigen Gallensäuren, der bei einem Verschluss des Gallenganges durch einen Tumor oder einen Stein entstehen kann. Ähnliches wurde auch bei Lebererkrankungen sowie bei Erkrankungen der Bauchspeicheldrüse beobachtet.

Beim Menschen ist ein Vitamin-K-Mangel infolge mangelnder Nahrungszufuhr praktisch nur dann möglich, wenn gleichzeitig die Vitaminsynthese durch Bakterien im Darm nicht mehr stattfindet. Dies kann der Fall sein nach einer Behandlung mit Antibiotika, die das Wachstum der nützlichen Darmbakterien unterdrücken.

Unter der Einwirkung von Vitamin K wird in der Leber ein wichtiger Faktor, der bei der Blutgerinnung eine Rolle spielt, nämlich das sogenannte Prothrombin, gebildet. Aus diesem Grunde ist ein besonders wichtiges Symptom des Vitamin-K-Mangels die Blutungsneigung, die sich zuerst in Zahnfleischblutungen und der Ausscheidung von blutigem Urin äußert.

Wichtig

Aus medizinischen Gründen (etwa bei Durchblutungsstörungen oder Thrombosen) wird der Prothrombinspiegel im Blut des Menschen durch bestimmte Medikamente (Cumarine) bewusst gesenkt.
Es liegt an der Kunst des Arztes und an der Mitarbeit des Patienten, ob dieses Vorgehen erfolgreich ist – das heißt, ob der Prothrombinspiegel in dem gewünschten Bereich gehalten werden kann –, oder ob es zu einem zu starken Absinken des Prothrombins und damit zu massiven Blutungen kommt. Wenn dies eintritt, können sofortige Vitamin-K-Gaben mitunter lebensrettend wirken.

Die folgenden Vitamine sind im Gegensatz zu den bisher besprochenen wasserlöslich.

Vitamin-B_1-Mangel

Die klassische Erkrankung infolge von Vitamin-B_1-Mangel wird als Beriberi bezeichnet und äußert sich durch Appetitlosigkeit, Übelkeit und Erbrechen, Schwäche, Müdigkeit, Verstopfung und Nervenstörungen. Dabei kommt es sowohl zur Überempfindlichkeit wie auch zu unbestimmten anderen Störungen der Sensibilität des Nervensystems und zu Koordinationsstörungen. Psychische und geistige Veränderungen wie Depression, Reizbarkeit, Konzentrations- und Gedächtnisschwäche werden ebenfalls beobachtet.
Beriberi kann sich auf verschiedene Weise äußern. Bei der sogenannten feuchten Form treten zuerst Wassereinlagerungen auf. Später kommt es zu Herzver-

größerung und zum Versagen des Herzens mit plötzlichem Tod. Die sogenannte trockene Form zeigt vorwiegend die geschilderten Nervenstörungen und einen Schwund der Extremitätenmuskulatur. Daneben kann es zu Sehstörungen verschiedener Art, zu Schwäche und zur geistigen Verwirrung kommen. Alkoholismus, der für sich allein schon verschiedene Nervenstörungen im Gefolge haben kann, fördert einen Vitamin-B_1-Mangel. Das gleiche gilt für Überanstrengung und Infektionen, die die Symptome einer Beriberi verstärken können. Bei Trinkern ist ein weiterer Nachteil darin zu sehen, dass die Nahrungszufuhr bei extremem Alkoholgenuss im Allgemeinen verringert und damit auch weniger Vitamin B_1 zugeführt wird.

Anders als Beriberi beim Erwachsenen äußert sich die Vitamin-B_1-Mangelerkrankung beim Säugling. Hier muss zunächst immer nach einer Mangelversorgung der Mutter gefahndet werden, da sie bei Unterversorgung mit Vitamin B_1 ihr Kind beim Stillen nicht vor einem Vitamindefizit schützen kann. Die Beriberi-Erkrankung bei Säuglingen verläuft in erster Linie in der feuchten Form und führt – wenn nicht sofort therapeutisch interveniert wird – rasch zum Tode.

In den westlichen Ländern treten die klassischen Formen des Vitamin-B_1-Mangels kaum auf. Allerdings sollte man bei Alkoholikern mit entsprechenden Beschwerden stets eine Hypovitaminose ausschließen. Als Behandlungsmenge werden 100 mg Thiamin (= Vitamin B_1) pro Tag verabreicht. Während dies bei milderen Mangelzuständen durch orale Gaben geschehen kann, muss die Behandlung bei klassischer Beriberi-Erkrankung intravenös erfolgen.

Vitamin-B_2-Mangel

Symptome infolge Mangels an Vitamin B_2 (Riboflavin) sind recht unspezifisch. Einrisse an den Mundwinkeln, Entzündungen der Zunge und der Mundschleimhaut und Empfindungsstörungen an den Beinen geben erste Hinweise auf einen B_2-Mangel. Im übrigen klagen die Patienten über Ermüdung beim Sehen und eine verringerte Sehschärfe. Außerdem bestehen Entzündungen der Augenlider mit geröteten Bindehäuten. Auch die Haut ist gerötet und schuppig verändert, beginnend an den Nasen-Lippen-Falten, Ohrmuscheln und Augenwinkeln. Die Fingernägel werden glanzlos und brüchig.

Ein alleiniger Vitamin-B_2-Mangel kommt beim Menschen kaum vor. Zumeist besteht ein Mangel an mehreren B-Vitaminen, wozu im weiteren Sinn auch Nikotinsäure und Pantothensäure gezählt werden können. 10 mg Riboflavin täglich genügen, um die Mangelerscheinungen herabzusetzen und letztlich zu beseitigen. Wieder sind es am ehesten Störungen von Leber, Bauchspeicheldrüse und Magen, die einen Riboflavin-Mangel begünstigen können.

Nikotinsäuremangel

Nikotinsäure (oder Nikotinsäureamid) ist in viele Stoffwechselvorgänge eingebunden. Mangelerscheinungen machen sich in erster Linie an Haut, Verdauungstrakt und Nervensystem bemerkbar. Bekannt ist das klassische Krankheitsbild der Pellagra, die allerdings durch einen zusätzlichen Mangel an anderen B-Vitaminen kompliziert wird.

Der gesamte Verdauungstrakt kann in Mitleidenschaft gezogen werden. So beobachtet man Entzündungen der Mundhöhle und der Zunge, Magenschmerzen, Blähungen, Durchfälle und krampfartige Beschwerden im Enddarm. Am Nervensystem zeigt sich der Befall durch Störungen des Empfindens und der Beweglichkeit sowie durch zentrale Erscheinungen im Sinne von Schwäche, Schwindel, Schlaflosigkeit und Schmerzen.

Die psychische Störung wird erkennbar an der Reizbarkeit und an den Angstzuständen. Man spricht direkt vom »Pellagrawahnsinn« mit einer melancholischen Depression und Selbstmordgedanken. Am bekanntesten sind die Hauterscheinungen, nach der die Pellagra (= rauhe Haut) ihren Namen hat. Insbesondere an den der Sonne ausgesetzten Stellen weist die Haut brennende, schmerzhafte Rötungen auf. Schließlich kommt es zur Braunverfärbung und Ausbildung von Abschilferungen. Übermäßige Hornhautbildung, Einrisse und Ausbildung von Blasen können dazukommen.

In unseren Breiten wird ein Nikotinsäuremangel beinahe ausschließlich in Verbindung mit chronischem Alkoholismus, Leberschrumpfung oder chronischen Durchfällen beobachtet. In den Ländern der dritten Welt kommt die Pellagra vor allem bei reiner Maisernährung vor. Im Gegensatz zu anderen Getreideprodukten enthält Mais wenig Nikotinsäureamid und erlaubt nur eine geringe Freisetzung des vorhandenen Vitamins aus dem Nahrungsmittel. Bei Behandlung dieses Krankheitsbildes werden tägliche Dosen von 300 bis 500 mg des Vitamins empfohlen.

Vitamin-B_6-Mangel

Die typischen Vitamin-B_6-(Pyridoxin)-Mangelsymptome kommen beim Menschen selten vor. Hautveränderungen, besonders an Nase, Mund und Augen, sind bekannt. Auch die schon wiederholt unter Vitaminmangelstörungen als so charakteristisch erkannten Veränderungen an der Zunge wurden beobachtet. Es soll zu Reizbarkeit, Depressionen, Schläfrigkeit und Nervenentzündungen kommen.

Diese Erscheinungen sind im Kindesalter besonders ausgeprägt; im Elektroenzephalogramm (EEG) finden sich Hinweise auf eine Krampfneigung bei den Patienten. Typisch sind Gewichtsverlust und Neigung zu Infektionen. Die Mangelsymptome verschwinden nach Verabreichung hoher Dosen Vitamin B_6 (bis zu 300 mg pro Tag).

Pantothensäuremangel

Da das Vitamin Pantothensäure in der Nahrung weit verbreitet ist, kommt ein Mangel infolge ungenügender Zufuhr kaum jemals in Betracht.

Hingegen kann durch Verabreichung eines sogenannten Antagonisten, also einer gegen die Pantothensäurewirkung gerichteten Substanz, ein Mangelzustand verursacht werden. Symptome wie Müdigkeit, Schwäche, Kopfschmerz, Appetitlosigkeit, Übelkeit, Bauchkrämpfe und Erbrechen, Kreislaufstörungen und Neigung zu Infekten sollen dann auftreten. Dieses sehr umstrittene Krankheitsbild hat praktisch kaum Bedeutung.

Biotinmangel

Biotin (auch Vitamin H genannt) ist bei verschiedenen enzymatischen Reaktionen im Körper von Bedeutung. Es ist aber absolut unwahrscheinlich, dass beim Menschen infolge falscher Ernährung ein Biotin-Mangel auftritt. Diese Feststellung ist damit begründet, dass die Darmbakterien – wie schon beim Vitamin K beschrieben – entscheidend zur Versorgung des Menschen mit Biotin beitragen. Nur bei extrem einseitiger Ernährung, die bevorzugt das Biotin bindende rohe Hühnereiweiß enthielt, kam es zu Mangelerscheinungen wie Appetitlosigkeit, Übelkeit, Empfindungsstörungen, Depressionen, Veränderungen an Haut und Schleimhäuten und an der Zunge.

Folsäuremangel

Bei diesem Krankheitsbild handelt es sich in erster Linie um eine Störung, die die Bildung der Blutzellen betrifft. Es kommt zu typischen Veränderungen, die denen bei Vitamin-B_{12}-Mangel (s.u.) ähneln. An den Schleimhäuten werden Entzündungen und Geschwürsbildungen beobachtet, außerdem kommt es zu Resorptionsstörungen und Durchfällen. Auf die mannigfachen Beziehungen zwischen Vitamin B_{12} und Folsäure kann hier nicht eingegangen werden. In den Entwicklungsländern sollen Folsäuremangelzustände häufiger sein als bei uns. Wichtig ist aber auch hierzulande die konsequente Verabreichung von Folsäurepräparaten an Schwangere, um Schäden am ungeborenen Kind zu vermeiden.

Vitamin-B_{12}-Mangel

Die so genannte perniziöse Anämie, d.h. eine früher besonders gefürchtete, unbehandelt stets zum Tode führende Form der Blutarmut, beruht auf einem Vitamin-B_{12}-Mangel. Man findet bei solchen Patienten typische Blutbildveränderungen, eine rote, brennende Zunge und einen Schwund der Schleimhäute im Verdauungstrakt. Das Fehlen der Salzsäureproduktion der Magenschleimhaut ist ebenso typisch wie Veränderungen am Nervensystem mit Beeinträchtigungen der Sensibilität im weiteren Verlauf der Krankheit.

Schuld an der Unterversorgung mit Vitamin B_{12} ist nur in seltenen Fällen die Zusammensetzung der Nahrung. Die viel häufigere Ursache ist eine Verwertungsstörung durch das Fehlen eines speziellen, in der Magenschleimhaut lokalisierten Faktors (Intrinsic Factor), der normalerweise die Aufnahme des in der Nahrung angebotenen Vitamins B_{12} ermöglicht.
Man nimmt heute an, dass es sich bei der perniziösen Anämie um eine sogenannte Autoimmunkrankheit handelt, die einen Schwund der Magenschleimhaut verursacht und damit zur Blokkade der Bildung von Intrinsic Factor führt. Demzufolge wird man ein ähnliches Krankheitsbild auch nach Entfernen des Magens, beispielsweise wegen eines Geschwürs oder wegen eines Tumors, beobachten.

Therapie der perniziösen Anämie

Minimale Dosen von Vitamin B_{12} genügen, um den Patienten völlig gesunden zu lassen. Natürlich muß das Vitamin durch Spritzen unter Umgehung des Verdauungstraktes zugeführt werden, da ja aus den genannten Gründen die Aufnahme (Resorption) von Vitamin B_{12} aus dem Darm blockiert ist.

Es sei darauf hingewiesen, dass der lebensrettende Effekt der Vitamin-B_{12}-Behandlung bei perniziöser Anämie zu den eindrucksvollsten Behandlungserfolgen der Medizin überhaupt gehört.

Vitamin-C-Mangel

Eine Vitamin-C-Mangelerkrankung kann sowohl im Säuglingsalter (Barlow-Krankheit) als auch im Erwachsenenalter (Skorbut) auftreten. Frühsymptom ist die Blutungsneigung, die an allen Organen und Geweben vorkommen kann. Flächenhafte Hautblutungen sind häufig; außerdem entsteht eine Blutarmut. Schmerzhafte Knochenveränderungen, rosenkranzförmige Anschwellung der Knorpel-Knochen-Grenzen der Rippen, Appetitlosigkeit, Gewichtsabnahme,

Schwäche und Infektionsanfälligkeit werden insbesondere im Kindesalter beobachtet, aber in gleicher Weise auch bei Erwachsenen. Lediglich die Veränderungen an den Knochen sind geringer. Besonders auffallend sind das blutende Zahnfleisch und die Lockerung und schließlich der Ausfall der Zähne. Die Blutarmut ist beim Erwachsenen seltener als beim Säugling.
Natürlich treten Vitamin-C-Mangelzustände in unseren Breiten kaum auf. Skorbut war die klassische Mangelkrankheit der Seeleute auf längerer Fahrt. Heute kommt es nur bei absolut unzureichender Versorgung – etwa infolge langzeitiger einseitiger Kost ohne Obst und Gemüse – zu ersten Symptomen der Mangelkrankheit. Die therapeutische Gabe von Vitamin C liegt – auch als Antioxidans (siehe Seite 74) – bei 200 bis 400 mg pro Tag. Ob hohe Vitamin-C-Dosen einen Schutz gegenüber Infektionen aller Art ausüben, ist eher umstritten.

Fettstoffwechselstörungen

Obwohl man natürlich unter einer Fettstoffwechselstörung im weiteren Sinne auch die beschriebene Fettsucht (siehe Seite 40ff.) verstehen kann, soll hier nur von jenen bedeutsamen Veränderungen des Blutfettgehaltes die Rede sein, die mit erhöhten Spiegeln von Cholesterin oder Triglyceriden (Neutralfetten) einhergehen. Diese Blutfetterhöhungen werden als Hyperlipidämien bezeichnet. Da die Blutfette (Lipide) im Blut zum größten Teil an bestimmte Eiweißkörper gebunden sind, die krankhaften Veränderungen unterliegen können, spricht man auch von Hyperlipoproteinämien, also einem vermehrten Vorkommen von hochmolekularen wasserlöslichen Fett-Eiweiß-Aggregaten, oder von Dyslipoproteinämien (da das »gute« HDL-Cholesterin hierbei nicht erhöht, sondern erniedrigt vorgefunden wird, s.u.). Die häufig kontrovers diskutierte Frage, ob Fettstoffwechselstörungen die Entstehung einer Arteriosklerose begünstigen, lässt sich sowohl für die Fettsucht (vor allem in Form der gefürchteten Stammfettsucht) als auch für verschiedene Dyslipoproteinämien (s. u.) eindeutig bejahen, auch wenn diese Störungen des Fettstoffwechsels sicherlich nicht allein für das Arteriosklerose-Geschehen verantwortlich sind.

Wie und warum sind Blutfetterhöhungen schädlich?

Die mit der Nahrung zugeführten Fette werden aus dem Darm aufgenommen und im Blut transportiert (siehe auch Seite 27). Nach jeder fetthaltigen Mahlzeit wird deswegen eine mäßige Hyperlipidämie, also eine Fettanreicherung im Blut, gefunden. Fette sind nicht nur eine wichtige Energiequelle, sondern auch beim Aufbau von Körpergeweben von Bedeutung. Wie etwa beim Blutzucker oder bei harnpflichtigen Substanzen gibt es auch für die Blutfette bestimmte Normalbereiche.

Man weiß mit Sicherheit, dass eine dauerhafte Erhöhung von Triglyceriden und insbesondere von Cholesterin zu schweren Schäden, d.h. zu Veränderungen an den Innenwänden der Arterien führt. Die Arteriosklerose und ihre Folgezustände bilden mit Abstand die häufigste Todesursache in den meisten zivilisierten Ländern.

Blutfettwerte (in mg/dl) für Erwachsene (20-50 Jahre) (nach Schwandt)

	kein Risiko	Verdachtsbereich[1]	behandlungsbedürftig
Triglyzeride	‹ 150	150 – 200	› 200
Gesamtcholesterin	‹ 220	220 – 260	› 260[2]
LDL-Cholesterin	‹ 150	150 – 190	› 190

	prognostisch günstig	Standardrisiko	erhöhtes Risiko
HDL-Cholesterin (Werte für Männer)	› 55	35 – 55	‹ 35
HDL-Cholesterin (Werte für Frauen)	› 65	45 – 65	‹ 45

[1] Behandlungsbedürftigkeit abhängig vom klinischen Gesamtbild
[2] Der Wert von 260 mg/dl gilt nur als behandlungsbedürftig, wenn LDL-Cholesterin › 190 mg/dl bestimmt wird.

Ganz im Vordergrund steht dabei die Schlagaderverhärtung der Herzkranzgefäße (Koronarsklerose) bzw. die Bildung so genannter im Blutstrom an den Gefäßwänden flottierender Plaques, die durch verschiedene Risikofaktoren gefördert werden. Das Gleiche gilt für die Entwicklung von Schlaganfällen (Apoplexien), die durch Gefäßveränderungen im Gehirn bedingt sind, sowie für das intermittierende Hinken (Claudicatio intermittens), was durch einen teilweisen oder völligen Verschluss der Beinarterien zustande kommt. Eine Rangordnung der Risikofaktoren für die einzelnen schweren und gefährlichen Krankheitsbilder (Herzinfarkt als Folge der Koronarsklerose bzw. der Plaques, Apoplexie als Folge von Durchblutungsstörungen im Gehirn und Claudicatio intermittens, hervorgerufen durch die Arteriosklerose der Beinarterien) hat Heyden angegeben. Dabei zeigt sich, dass die Vermehrung von Cholesterin im Blut von besonderer Bedeutung für die häufigste Todesursache, den Herzinfarkt, ist.

Rangordnung Risikofaktoren für bestimmte Herz-Kreislauf-Erkrankungen (nach Heyden)

Apoplexie (Schlaganfall):
1. Hoher Blutdruck
2. Koronare Herzkrankheit
3. Diabetes
4. Fettsucht

Claudicatio intermittens:
1. Zigarettenrauch – Inhalation
2. Diabetes
3. Hypercholesterinämie (Hypertriglyceridämie)
4. Herzkranzgefäßerkrankung

Herzinfarkt:
1. Hypercholesterinämie
2. Zigarettenrauch – Inhalation
3. Hoher Blutdruck
4. Diabetes
5. Hyperurikämie
6. Fettsucht

Familiäre und sekundäre Hyperlipoproteinämien

Es hat sich bewährt, familiäre Hyperlipoproteinämien von so genannten sekundären Hyperlipoproteinämien zu unterscheiden.

Familiäre Hypercholesterinämie

Die familiäre Hypercholesterinämie beruht auf einem Defekt an dem LDL-Rezeptor, sodass es zur Anhäufung des schädlichen Cholesterins mit allen seinen Folgen kommt. Die Patienten sind vor allem durch Koronarsklerose und Herzinfarkt gefährdet. Dies gilt im erschreckenden Ausmaß für die »Reinerbigen« (Homozygoten), bei denen beide Eltern belastet sind und die zumeist schon im Kindesalter an Herzinfarkt versterben. Bei dieser glücklicherweise nur seltenen Störung kommt auf eine Million Gesunder ein reinerbiger Merkmalsträger. In »unreinerbiger« (heterozygoter) Form – wenn nur ein Elternteil erkrankt ist – findet sich ein Fall von Hypercholesternämie auf tausend Gesunde.

Der folgenden Tabelle sind die Beziehungen zwischen Cholesterinspiegel im Blutplasma und Lebensalter zum Zeitpunkt von ersten Herzattacken zu entnehmen. Im klinischen Erscheinungsbild der Patienten sind Cholesterinablagerungen in Form von so genannten »Xanthomen« an den Achillessehnen oder vor der Kniescheibe bzw. an den Strecksehnen der Finger besonders auffällig. Ferner sei auf den Hornhautbogen im jugendlichen Alter und die typischen körnigen, gelblichen Ablagerungen an den Augenlidern (Xanthelasmen) hingewiesen.

Cholesterinspiegel und Alter zum Zeitpunkt von Herzanfällen (nach Schettler)

Klasse	Cholesterin (mg/dl)	Durchschnittsalter bei Myokardinfarkt
Familiäre Hypercholesterinämie schweren Ausmaßes	600-1000	‹ 20
Familiäre Hypercholesterinämie leichteren Ausmaßes	300-500	40-50
Normal	150-250	› 50

Familiäre kombinierte Hyperlipidämie

Diese Form der Hyperlipidämie ist am häufigsten. Die Lipoproteinmuster können sich ganz verschieden ausprägen. Im Allgemeinen kommt es zu dem Krankheitsbild erst im Erwachsenenalter. Xanthome sind selten, hingegen ist das Risiko einer koronaren Herzerkrankung deutlich erhöht.

Fallbeispiel

Ich erinnere mich an einen Patienten, der an einer ungewöhnlichen familiären kombinierten Hyperlipidämie erkrankt war, mit Cholesterinwerten um 600 mg/dl und extrem erhöhten Triglyceridwerten von ca. 4000 mg/dl. Der Patient war erst zu einer Einhaltung der Diät und einer rapiden Gewichtsabnahme zu bewegen, als ich ihm eine Probe seines Blutes zeigte, das 24 Stunden gestanden hatte. Über dem Blutkuchen, der im Wesentlichen von den Blutkörperchen gebildet wird, hatte sich das Blutserum abgesetzt, eine normalerweise bernsteinfarbene durchsichtige Flüssigkeit. Wegen der stark erhöhten Triglyceridwerte, die etwa dem Fettgehalt von Kuhmilch entsprachen, war aber der Überstand des Blutserums rahmig trüb. Dieser Anblick erschreckte den Patienten ungemein.

Dabei war zu bedenken, dass jener Anteil der Blutfette – nämlich das Cholesterin –, der im Hinblick auf Gefäßkomplikationen noch gefährlicher ist als die Triglyceride, nicht zur Trübung des Blutüberstands beiträgt. So haben ja auch Patienten mit einer isolierten familiären Hypercholesterinämie kein trübes Blutserum. Trotzdem sind natürlich auch die Triglyceriderhöhungen – vor allem in einer derartigen Dimension wie bei unserem Patienten – gefährlich, da sie das rahmige Blut veranlassen können, Blutgerinnsel zu bilden und Thrombosen zu bewirken.

Familiäre Hypertriglyceridämie

Auch hier erkranken die Patienten zumeist erst im Erwachsenenalter. Oft findet man dabei eine Fettsucht, einen milden Diabetes und manchmal auch eine Erhöhung der Harnsäurewerte. Die Gefahr für diese Patienten, an einem Herzinfarkt

zu erkranken, ist relativ gering. Wichtig für die Diagnose ist die gründliche Untersuchung der Familie, um den Erbgang nachweisen zu können.
Andere familiäre Störungen des Lipoproteinstoffwechsels sollen wegen ihrer Seltenheit hier nicht besprochen werden.

Sekundäre Hyperlipoproteinämien

Diese Formen der Blutfetterhöhung sind außerordentlich häufig und besonders wichtig. Wie der Name sagt, treten sie im Gefolge anderer Krankheiten auf und lassen sich deswegen auch in erster Linie durch die Therapie der Grundkrankheit behandeln.

Beachten Sie

Sekundäre Hyperlipoproteinämien können bei Krankheiten von Leber, Bauchspeicheldrüse, Schilddrüse oder Nieren sowie nach falscher Ernährung oder Einnahme von bestimmten Medikamenten oder Hormonen auftreten.

Der später zu besprechende Diabetes kann erhebliche Fettstoffwechselstörungen im Gefolge haben, insbesondere wenn er ungenügend behandelt wird. Die Entzündung der Bauchspeicheldrüse geht mit ähnlichen Veränderungen einher. Leberkrankheiten, die zum Verschluss der Gallenwege mit einer Abflußstörung der Galle führen, zeigen im Allgemeinen eine LDL-Erhöhung (der Stoffwechsel der Gallensäuren ist eng mit dem des Cholesterins verbunden). Hingewiesen sei auf die Unterfunktion der Schilddrüse (Hypothyreose), die früher – bevor man die Schilddrüsenhormone direkt im Blut bestimmen konnte – oft aufgrund eines hohen Cholesterinspiegels vermutet wurde.
Von großer Bedeutung ist die enorme Erhöhung der Triglyceride durch Fettsucht und Alkohol. Da Fettsüchtige oft Alkohol trinken (und gar nicht selten zusätzlich einen Diabetes haben), ergeben sich hieraus die höchsten Triglyceridspiegel in

Form einer massiven sekundären Hyperlipoproteinämie. Die Blutfettveränderungen während der Schwangerschaft gehen in aller Regel nach der Entbindung sofort zurück.

Was spricht für eine Hyperlipidämie? (nach Wolfram)

Familienvorgeschichte:

- Herz- und Gefäßkrankheiten
- Schlaganfall
- Hochdruck
- Diabetes mellitus
- Gicht
- Xanthome
- Hyperlipidämie

Vorgeschichte des Patienten:

- Xanthome
- Diabetes mellitus
- Gicht
- Hochdruck
- Krankheiten von Leber, Bauchspeicheldrüse, Schilddrüse, Niere
- Arzneimittel (z.B. Ovulationshemmer)
- Ernährungsgewohnheiten (Alkoholkonsum, fettreiche Nahrung, überkalorische Ernährung)

Befund des Patienten:

- Übergewicht
- Herz- und Gefäßkrankheiten
- Xanthome (Haut, Sehnen)
- Weißlicher Bogen an der Hornhaut (vor allem unter 40 Jahren)
- Diabetes mellitus
- Gicht
- Krankheiten von Leber, Bauchspeicheldrüse,
- Schilddrüse, Niere
- Schwangerschaft (normale Hyperlipidämie)

Wie erkennt man Hyperlipoproteinämien?

Eine Hyperlipoproteinämie wird stets mit der Bestimmung von Cholesterin und Triglyceriden festgestellt, aber schon vorher durch den beim Patienten erhobenen Untersuchungsbefund wahrscheinlich gemacht. Unabhängig davon, ob es sich nun um eine familiäre oder um eine sekundäre Hyperlipoproteinämie handelt, geben die von Wolfram zusammengestellten Krankheitszeichen Hinweise auf eine Fettstoffwechselstörung (siehe Tabelle Seite 88). Bedeutsam sind also:

- die Familienvorgeschichte (Familienanamnese),
- die eigene Anamnese des Patienten und
- der beim Kranken erhobene körperliche Befund.

Aufgrund der Ausführungen ist verständlich, dass die notwendigen Blutabnahmen nüchtern erfolgen sollen (andernfalls würde eine fettreiche Mahlzeit die Ergebnisse verfälschen). Auch sollen nach Möglichkeit Arzneimittel, die den Blutfettspiegel beeinflussen, zwei Wochen vorher abgesetzt werden. Wünschenswert ist stets, dass erhöhte Blutfettwerte unter den gleichen Bedingungen durch Kontrolluntersuchungen erhärtet werden. Für die Blutfette gelten die Normalwerte der Tabelle Seite 83. Es sei darauf hingewiesen, dass nicht das gesamte Cholesterin im Blut an LDL gebunden ist, weswegen man Gesamtcholesterin von LDL unterscheidet. Obwohl das LDL-Cholesterin aufgrund der obigen Ausführungen natürlich von besonderer Bedeutung ist, kann man sich mitunter bereits an dem leichter bestimmbaren Gesamtcholesterin orientieren. Besser ist es allemal, wenn auch das LDL-Cholesterin exakt bestimmt wird. Auf die mögliche Schutzfunktion des HDL-Cholesterin – mit unterschiedlichen Werten für Männer und Frauen (siehe Tabelle Seite 83) – wurde bereits hingewiesen.

Behandlung mit Diät

Ganz im Vordergrund der Behandlung der Fettstoffwechselstörungen steht – bei den sekundären Hyperlipoproteinämien – die Therapie eines eventuell vorhandenen Grundleidens sowie bei trotzdem weiter bestehender Blutfetterhöhung und bei allen Formen der familiären Hyperlipoproteinämie die Behandlung mit Diät.

Beachten Sie

Immer wieder kann man hören, dass die Ernährung mit der Arteriosklerose und auch mit der ihr zugrunde liegenden Fettstoffwechselstörung nichts zu tun hat. Dies ist sicherlich falsch. Ohne Zweifel ist – vor allem in der Form der Bauchfettsucht – schon das Übergewicht ein wichtiger Schrittmacher für die Entstehung der Arteriosklerose. Bei normalgewichtigen und untergewichtigen Menschen tritt die generalisierte Gefäßerkrankung wesentlich seltener auf.

Arteriosklerose in Notzeiten selten

Sozusagen als »Großversuch« ist anzusehen, dass in Notzeiten, also bei länger dauerndem Hunger, sich kaum schwere Formen der Arteriosklerose und insbesondere nur selten die Herzkranzgefäßerkrankung mit der Folge des Infarkts bemerkbar machen. Mit »besserer« Ernährung und der allgemeinen Zunahme des Körpergewichts steigt auch die Sterblichkeit an Arteriosklerose.

Zu viel Fett ist ungesund

Da die Blutfettkonzentrationen im wesentlichen durch dauerhaft hohe Fettzufuhr beeinflußt werden, muss der Fettgehalt der Nahrung – neben dem Anstreben des normalen Körpergewichts – vermindert werden. Es gibt genügend Beweise dafür, dass erhöhte Cholesterinkonzentrationen im Blut zu den wichtigsten Risikofaktoren der Arteriosklerose und ihrer Folgen, insbesondere der Herzkranzgefäßerkrankung, gehören. Da solche Krankheitsbilder also durch hohe Cholesterinkonzentrationen gefördert werden, muss angestrebt werden, die Blutcholesterinspiegel der Bevölkerung durch entsprechende Ernährungsmaßnahmen zu senken (s.u.).

Wichtige Ernährungshinweise

- Senken Sie bei vorhandener Fettsucht die Gesamtkalorienzufuhr und vermindern Sie im übrigen den Anteil gesättigter Fette in der Nahrung stark.
- Nehmen Sie nicht mehr als 300 mg Cholesterin pro Tag auf.
- Das Verhältnis von mehrfach ungesättigten zu einfach ungesättigten (z.B. Olivenöl) bzw. gesättigten Fettsäuren sollte annähernd gleich sein (je ein Drittel.
- Nahrungsmittel wie Gemüse und Obst, die reich an Ballaststoffen sind (z.B. Pektine, Guar), senken die Blutfettspiegel und sollten vermehrt zugeführt werden.
- Wenn Sie den Eiweißanteil an der Ernährung erhöhen wollen, sollten Sie vor allem auf pflanzliches Protein zurückgreifen, da bei tierischem Eiweiß zumeist eine größere Fettmenge mit aufgenommen wird. Außerdem führt man mit pflanzlichem Eiweiß auch vermehrt die ebenfalls in den Pflanzen vorkommenden Ballaststoffe zu.

Aufgrund der Ernährungsgewohnheiten in den USA wurden dort schon im Dezember 1977 allgemeine Diätziele formuliert, die weitgehend den eben gemachten Ausführungen entsprechen (siehe Tabelle Seite 92).

Nach Schettler sind diese Ziele durch verschiedene Maßnahmen zu erreichen (siehe Tabelle Seite 92/93). Die Einschränkung des Salzverbrauchs zielt eindeutig auf die Reduzierung der sich sonst allmählich erhöhenden Blutdruckwerte (Hypertonie) ab, die ja ebenfalls von großem Einfluss auf die Entstehung der Arteriosklerose sind (siehe Tabelle Seite 84).

Ziele der Diät (definiert 1977 für die USA, nach Schettler)

1. Zur Vermeidung von Übergewicht soll nur so viel Energie mit der Nahrung zugeführt werden, wie verbraucht wird. Bei Übergewicht sollen die Energiezufuhr vermindert und die Energieabgabe gesteigert werden.
2. Der Konsum komplexer Kohlenhydrate und »natürlich vorkommender« Zukker soll von etwa 28 auf 48 Energieprozent erhöht werden.
3. Der Konsum raffinierter und verarbeiteter Zucker soll um etwa 45 % auf etwa 10 % der Gesamtenergiezufuhr vermindert werden.
4. Der Verzehr gesättigter Fette soll auf etwa 10 % der Energiezufuhr reduziert werden. Dafür soll der Konsum mehrfach und einfach ungesättigter Fette auf jeweils etwa 10 Energieprozent angehoben werden.
5. Die Cholesterinzufuhr soll auf etwa 300 mg pro Tag beschränkt werden.
6. Die Aufnahme von Natrium soll durch Reduktion des Salzverzehrs auf etwa 5 g NaCl beschränkt werden.

Sprechen Sie mit Ihrem Arzt, wenn Sie sich an diese Regeln halten möchten.

Empfehlungen zur Änderung der Nahrungsauswahl (nach Schettler)

1. Essen Sie mehr Früchte, Gemüse und Vollkornbrot.
2. Schränken Sie den Konsum raffinierter und anderer bearbeiteter Zucker sowie von zuckerhaltigen Nahrungsmitteln ein.
3. Vermeiden Sie weitgehend Nahrungsmittel mit hohem Fettanteil. Gesättigte Fette – ob tierisch oder pflanzlich – sollen zum Teil durch mehrfach ungesättigte Fette ersetzt werden.
4. Schränken Sie den Konsum tierischer Fette ein. Beachten Sie diesen Gesichtspunkt bei der Auswahl von Fleisch, Geflügel und Fisch.
5. Außer für Kleinkinder sollen fettarme oder fettfreie Milch und fettarme Molkereiprodukte bevorzugt werden.

6. Verringern Sie den Konsum von Eiern, Butter und anderen cholesterinreichen Lebensmitteln. Diese Maßnahmen sind weniger streng durchzuführen bei Frauen vor der Menopause, kleinen Kindern und älteren Menschen, um die Vorteile von Eiern in der Nahrung nicht aufgeben zu müssen.
7. Schränken Sie den Salzverbrauch und den Verzehr salzreicher Lebensmittel ein.

Noch ein Wort zu den gesättigten Fetten: Diese Fette enthalten langkettige, gesättigte Fettsäuren und finden sich vorwiegend im tierischen Fett, kommen aber auch z.B. im Kokosfett vor. Mehrfach ungesättigte Fettsäuren, auch Polyenfettsäuren genannt, finden sich z.B. in Maiskeimöl und Sonnenblumenöl. Das Verhältnis von Polyenfettsäuren zu langkettigen gesättigten Fettsäuren in der Nahrung wird kurz PS-Quotient genannt. Der PS-Quotient der Nahrung in unserem Lande liegt zur Zeit etwa bei 0,3. Wenn die oben geschilderten Diätprinzipien weitestgehend beherzigt würden, sollte er auf 1,0, also zugunsten der mehrfach ungesättigten Fettsäuren, angehoben werden können. Natürlich sinkt durch eine Verminderung des Cholesteringehaltes in der Nahrung auch der Cholesterinspiegel im Blut ab, aber auch eine Vermehrung des ungesättigten Fettanteils in der Nahrung anstelle gesättigter Fette hat diesen Effekt (siehe auch Umschlaginnenseiten).

Diätetische Maßnahmen oder Medikamente?

Um krankhaft erhöhte Blutfettwerte zu senken, verdienen Ernährungsmaßnahmen stets den Vorzug. Die Normalisierung erhöhter Blutfettwerte durch Diät ist das erste Therapieziel. Erst wenn diese Maßnahmen nicht genügend greifen, kommen Medikamente zu ihrem Recht.

Medikamentöse Behandlung

Substanzen, die die Hemmung der Cholesterinaufnahme oder -wiederaufnahme aus dem Darm bewirken (Sitosterin, Colestipol, Cholestyramin) bzw. die am stärksten Cholesterin senkenden, die Cholesterin-Synthese hemmenden Medikamente vom Typ der Statine (z.B. Lovastatin, Pravastatin, Atorvastatin u.a.) stehen bei der Behandlung der familiären Hypercholesterinämie ganz im Vordergrund. Der Einsatz von Clofibrat und Nikotinsäure kann ebenfalls die Hypercholesterinämie beeinflussen, ist aber den erwähnten Statinen in der Wirksamkeit deutlich unterlegen. Für Simvastatin und vor allem Pravastatin liegen hervorragende Studien vor, die den Schutzeffekt dieser Substanzen für das Gefäßsystem erweisen. Atorvastatin scheint von allen Statinen die stärkste Senkung von Cholesterin (und in Grenzen auch Triglycerid) hervorzurufen.
Abkömmlinge des Clofibrats (Bezafibrat, Etofibrat etc.) sind in den letzten Jahren immer mehr in den Vordergrund getreten, zumal sie kaum Nebenwirkungen aufweisen. Diese Substanzen wirken nicht nur mäßig cholesterinsenkend, sondern verringern vor allem auch deutlich die krankhaft erhöhten Triglyceridwerte. Der günstige Effekt auf die HDL-Lipoproteine wird besonders unter Bezafibrat, aber auch unter Statinen beobachtet. Keinesfalls aber dürfen diese Substanzen kombiniert verabreicht werden, da es dann zu Muskel- und Nierenschäden kommen kann. Wichtig ist, dass es mit dem Einsatz dieser Mittel – einzeln gegeben – gelingt, die Blutfettspiegel über den ganzen Tag zu senken. Verschiedene Substanzen wie Bezafibrat wirken auf die Blutgerinnung und auf die Viskosität des Blutes ein, d.h. sie vermehren die Fließgeschwindigkeit des Blutes und erniedrigen damit das Thromboserisiko. Schilddrüsenhormone wird man selten verabreichen, obwohl auch sie die Blutfettwerte senken. Das Risiko von Nebenwirkungen ist dabei zu groß.

Andere Maßnahmen zur Blutfettsenkung

Bei den schwersten familiären Hypercholesterinämien (siehe Seite 84) helfen weder Diät noch Medikamente in ausreichendem Maße. Hier hat man häufig mit

Erfolg einen Blutplasma-Austausch durchgeführt oder – seltener – mit plastischen operativen Maßnahmen eine Korrektur der extrem erhöhten Cholesterinwerte erzielt: Durch eine operative Senkung des Pfortaderdrucks oder die Ausschaltung von Dünndarmabschnitten, die das Cholesterin resorbieren, kann man eine gewisse Besserung erreichen. Von Stoffel wurde ein Verfahren angegeben, das auf der Entfernung arterioskleroseewirksamer Blutfette aus dem Blut mittels immunologischer Ausfällung beruht. Diese und andere Maßnahmen sind sicherlich mitunter erforderlich und müssen noch weiter verbessert werden.

Gicht

Unter Gicht wird fälschlicherweise in der Bevölkerung oft ein Krankheitsbild verstanden, das die Ärzte als chronische Polyarthritis bezeichnen, also als eine Form des Gelenkrheumatismus. Es ist demgegenüber festzustellen, dass es sich bei der Gicht um eine »klassische« Stoffwechselkrankheit handelt, die zwar auch an den Gelenken Veränderungen hervorrufen kann, aber im übrigen auf einer Stoffwechselstörung des Gesamtorganismus beruht. Auch unterscheiden sich die Gelenkveränderungen bei der Gicht deutlich von denen rheumatischer Krankheitsbilder. Nicht selten beginnt die Gicht mit einer akuten Entzündung eines einzelnen Gelenks, wobei nach beschwerdefreien Intervallen allmählich eine zerstörende Gelenkerkrankung auftreten kann. Die Ursache der Gicht ist eine angeborene Stoffwechselstörung; d.h. familiär gehäuft werden krankhafte Erhöhungen der Harnsäurespiegel im Blut festgestellt. Neben den akuten und chronischen Gelenkveränderungen kommt es zu Ablagerungen von Harnsäurekristallen in verschiedenen Geweben (Tophi) und – als wichtige Komplikation – zur Gichtniere, die zum Nierenversagen führen kann. Auch die bei der Gicht häufigen Harnsäuresteine können eine ernste Nierenerkrankung im Gefolge haben.

Die Gicht ist wesentlich häufiger geworden, nachdem sich die Ernährung der Bevölkerung entscheidend »gebessert« oder – wenn man so will – im Sinne der Überernährung »verschlechtert« hat. Immer wieder stoßen wir auf diese Erkenntnis, wie sie bereits für die Zunahme der Fettstoffwechselstörungen beschrieben wurde (siehe Seite 94) und wie wir sie im nächsten Kapitel bei der Zuckerkrankheit (Diabetes mellitus) wiederfinden werden. Die Gicht ist also sowohl erblichen Ursprungs als auch entscheidend von Umweltfaktoren abhängig.

Was bedeutet eine Erhöhung der Harnsäurespiegel?

Die Erhöhung der Harnsäurespiegel im Blut wird auch Hyperurikämie genannt. Die Harnsäurespiegel im menschlichen Blutserum weisen in Abhängigkeit von Alter und Geschlecht unterschiedliche Normalwerte auf. Die Serumharnsäurespiegel beim Mann liegen im Durchschnitt höher als bei der Frau und erreichen erstaunlicherweise schon in sehr frühem Lebensalter ihren höchsten Gipfel. Bei den Frauen kommt es erst mit dem Klimakterium zu einem stärkeren Anstieg, der fast – aber nicht ganz – den Werten der Männer gleichkommt.

Normalwerte der Harnsäure

Wenn man bedenkt, unter welchen Bedingungen die Harnsäuresalze auszufallen beginnen – und damit zu den oben geschilderten Veränderungen an verschiedenen Geweben wie Gelenken und Niere führen – kann man die Hyperurikämie definieren als einen Zustand, bei dem die Harnsäurekonzentration im Blut über 6,5 mg/dl liegt. Interessant ist nun, dass krankhafte Zustände in der Regel aber erst bei deutlich höheren Werten auftreten. Bei einer großen Studie wurde festgestellt, dass über einen Beobachtungszeitraum von 12 Jahren und bei einem Durchschnittsalter der untersuchten Personen von 44 Jahren bei 9,2 % der Männer und 0,4 % der Frauen Harnsäurewerte von 7,0 mg/dl und darüber auftraten. Nur jede fünfte dieser Personen hatte eine Gicht. Mit steigenden Harnsäurespiegeln im Blut nimmt das Risiko einer manifesten Gichterkrankung mit Gelenkbefall zu. So beträgt der Prozentsatz des Gichtbefalls bei Harnsäurewerten von 8-9 mg/dl bereits 25 % und bei 9 mg/dl und mehr sogar 90 %. Nierensteine wurden bei dieser Studie bei 40 % aller Personen mit den Extremwerten von Harnsäurespiegeln über 9 mg/dl festgestellt.

Harnsäurestoffwechsel

Die Grundlagen des Harnsäurestoffwechsels sind recht kompliziert. Hier sei nur erwähnt, dass Harnsäure zum Teil in der Dünndarmschleimhaut und vor allem in der Leber als Endprodukt des Purinstoffwechsels entsteht. Über den Puringehalt in verschiedenen Lebensmitteln wird später berichtet (siehe Seite 102 f.).

Der Harnsäurebestand des Körpers resultiert aus Zufuhr und Ausscheidung. Besonders eindrucksvoll ist dies der folgenden Abbildung nach Gröbner zu entnehmen. Dabei zeigt sich, dass die körpereigene (endogene) Harnsäuresynthese ungefähr 350 mg pro Tag beträgt und somit die exogene, das heißt mit der Nahrung veranlasste Purinzufuhr sogar noch etwas übertrifft. Die Ausscheidung der Harnsäure erfolgt zum größten Teil über die Niere und zum geringeren Teil über den Darm.

Synthese und Ausscheidung der Harnsäure (nach Gröbner)

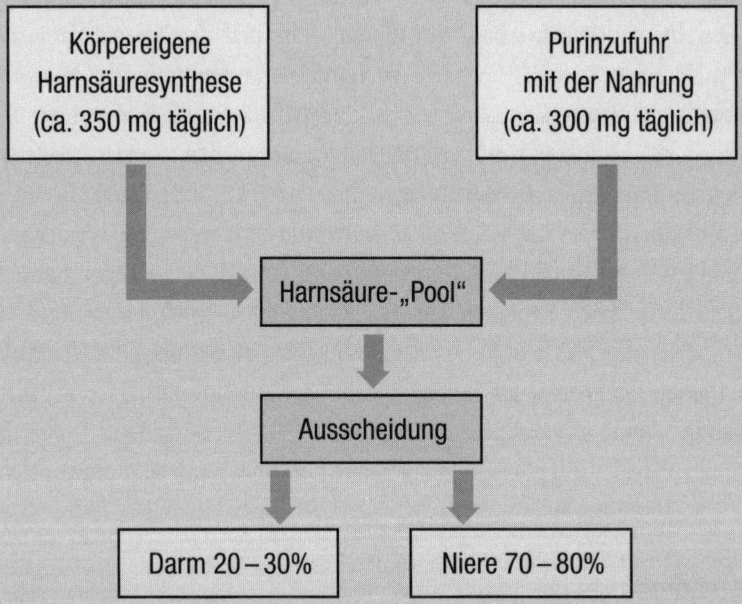

Über die der Gicht zugrunde liegende Stoffwechselstörung war man sich lange Zeit nicht einig. Es wäre denkbar, sowohl eine Theorie der Überproduktion von Harnsäure als auch eine Störung der Harnsäureausscheidung zu diskutieren. Inzwischen weiß man, dass bei fast allen Gichtpatienten die Ausscheidungsstörung der Niere im Vordergrund steht und dass nur etwa 1 % der Patienten mit familiärer Hyperurikämie eine vermehrte endogene Harnsäuresynthese aufweist.

Gichtniere und Nierengicht

Wie bei den Fettstoffwechselstörungen kann man neben den familiären Formen auch sekundäre Hyperurikämien unterscheiden. Besonders häufig sind dabei Hyperurikämien bei Bluterkrankungen mit vermehrtem Blutzerfall. Dies beruht auf dem Anfluten von großen Purinmengen, die in den Zellkernen der abgebauten Blutzellen enthalten sind.
Auch bei Nierenkrankheiten kommt es bei Patienten, die an sich keine typische Gicht aufweisen, mitunter zu einem Unvermögen, Harnsäure auszuscheiden, und damit zu einem Anstieg der Blutharnsäurewerte. Man kann also zwischen einer Gichtniere (Zerstörung der Niere durch die bei Gicht gebildeten Harnsäurekristalle) und einer Nierengicht (Entstehung einer Hyperurikämie durch verminderte Ausscheidung der Harnsäure) unterscheiden.

Wie verläuft die Gicht?

Allgemein werden vier Stadien der Gicht unterschieden:

- Erhöhte Blutharnsäurewerte ohne krankhafte Erscheinungen
- Der akute Gichtanfall
- Das Intervall zwischen den Anfällen
- Die chronische Gicht

Der akute Gichtanfall und die chronische Gicht bedürfen einer besonderen Besprechung. Der akute Gichtanfall äußert sich mit einer starken Schmerzhaftigkeit, Entzündung und Rötung eines einzelnen Gelenkes. Zu 80 % treten diese Anfälle im Großzehengrundgelenk auf, nur zu 10 % in Sprunggelenk und Fußwurzel und zu 5 % im Kniegelenk. Fingergelenke und Handgelenke, die bei der chronischen Polyarthritis (»rheumatoide Arthritis«) im Vordergrund stehen, sind nur in 3 % bzw. 2 % durch einen akuten Gichtanfall betroffen. Der Gichtanfall entsteht wohl dadurch, dass sich der Harnsäurespiegel in der Gelenkflüssigkeit kurzfristig erhöht, wobei Harnsäuresalze ausfallen. Dies führt zu einer entzündlichen Reaktion, die oft genug als bakterielle Gewebeentzündung allgemeiner Art fehlgedeutet wird.

Die nach dem symptomfreien Intervall auftretende chronische Gicht ist besonders gefürchtet. Hier kommt es nun zu allgemeinen Gelenkveränderungen durch Zerstörung gelenknaher Knochenanteile als Folge der Ablagerung von Harnsäure. Wie beim Gelenkrheumatismus sieht man dann auch Deformierungen, allerdings etwas anderer Art. Die Tophi treten besonders in den Sehnenscheiden oder Schleimbeuteln auf. Am äußeren Ohr besitzen sie einen hohen diagnostischen Wert. Zur chronischen Gicht gehören letztlich die erwähnte Gichtniere und das Harnsäuresteinleiden.

Wie wird Gicht festgestellt?

Natürlich kann der aufmerksame und geschulte Arzt die Diagnose aufgrund eines typischen Gichtanfalles stellen. Besonders wichtig ist, dass ein spezifisches Mittel gegen den Gichtanfall, nämlich Colchicin, zur Schmerzfreiheit des Patienten führt. Der erfahrene Arzt wird in der Regel deswegen nur dieses Medikament für die Behandlung des Gichtanfalles verwenden, um sich eine solche diagnostische Hilfe nicht entgehen zu lassen. Selbstverständlich muss die Gichtdiagnose durch die erhöhten Blutharnsäurespiegel abgesichert werden, wobei der Einfluss bestimmter harnsäuresteigernder Medikamente beachtet werden soll.

Auch wenn man einen kürzeren Verlauf der Gicht bei einem Patienten mit akutem Gichtanfall vermutet, muss man doch so handeln, als sei dies womöglich die Spitze eines Eisbergs. Gichtpatienten sind immer auf ihre Nierenfunktion zu untersuchen, damit nicht die Gichtniere oder Harnsäuresteine übersehen werden. Auch sollte man an die Möglichkeit einer sekundären Hyperurikämie denken und z.B. zum Ausschluss eines Blutleidens entsprechende Untersuchungen durchführen. Schließlich muss darauf hingewiesen werden, dass Alkoholiker, aber auch Diabetiker nicht selten eine Hyperurikämie aufweisen. Im ersten Fall ist der Alkoholentzug die Behandlung der Wahl, im zweiten Fall wird oft neben der guten Einstellung des Diabetes eine zusätzliche diätetische und medikamentöse Behandlung der Gicht erforderlich sein. Die »sicherste Diagnose« der Gicht kann im übrigen dann gestellt werden, wenn es gelingt, aus einem Tophus Harnsäurekristalle vorsichtig zu entnehmen und diese mit Hilfe einer chemischen Probe als solche nachzuweisen. Häufiger kann allerdings der röntgenologische Nachweis von Knochentophi geführt werden. Auf eine größere Zahl eher seltenerer Krankheitsbilder, die eine Gichtdiagnose vortäuschen können, soll hier nicht näher eingegangen werden. Wichtig ist vor allem die oben erwähnte Verwechslung des akuten Gichtanfalls mit anderen entzündlichen Erkrankungen, die unbedingt vermieden werden muss.

Tophus, Rheumaknoten oder Xanthom?

Tophi treten unter der Haut, in Sehnenscheiden, an der Gelenkstreckseite, an der Ohrmuschel und in Schleimbeuteln auf.

Rheumaknoten findet man hingegen an der Streckseite der Gelenke häufig oberhalb des Ellenbogens.

Xanthome treten an den Streckseiten im Sehnenbereich, an der Achillessehne und über der Kniescheibe auf.

Die so genannten Heberdenschen Knoten, die bei einer degenerativen Gelenkerkrankung, der Heberden-Arthrose, vorkommen, finden sich meist paarig an den Streckseiten der Fingerendgelenke und einzeln am Daumenendgelenk. Und dass eben nicht jede rheumatische oder degenerative Gelenkerkrankung als »Gicht« anzusehen ist, haben wir schon eingangs dieses Kapitels erfahren!

Behandlung

Der akute Gichtanfall wird mit Colchicin behandelt, insbesondere wenn keine völlige Klarheit über die Ursache des entzündlichen Geschehens besteht. Es sei noch einmal betont, dass hier Colchicin das Mittel der Wahl ist, weil ein Ansprechen auf diese Substanz nur bei der Gicht und bei keinem anderen entzündlichen Prozess zu erwarten ist. Natürlich gibt es auch andere Medikamente, die allgemein entzündungshemmend und schmerzlindernd wirken und die bei gesicherter Gicht-

diagnose ebenfalls eingesetzt werden können. Dies ist auch deswegen mitunter wünschenswert, weil unter Colchicin-Verabreichung Durchfälle auftreten, die bei Einnahme von Indometacin (z.B. Amuno) eher selten sind.
Ziel der Therapie ist es, den Harnsäurebestand im Organismus zu vermindern. Die Serumharnsäurespiegel sollen gesenkt werden auf Werte zwischen 5 und 6 mg/dl. Sowohl mit diätetischen als auch mit medikamentösen Maßnahmen kann dieses Ziel erreicht werden. Die Diät steht als erste Therapiemaßnahme im Vordergrund.

Diätetische Maßnahmen

Eine purinreiche Kost erhöht die Harnsäurespiegel im Blut. Die Tabelle von Gröbner zeigt den Puringehalt verschiedener Lebensmittel pro 100 g Frischgewicht bzw. pro 100 Kalorien:

Puringehalt verschiedener Lebensmittel (nach Gröbner)

	Harnsäure (in mg pro 100 g)	Harnsäure (in mg pro 100 kcal)
Innereien		
Bries	900-1200	900
Leber	200-300	190
Niere	240	200
Fleisch		
Rindfleisch, fett	110	55
Rindfleisch, mager	130	65
Schweinefleisch, fett	118	39
Schweinefleisch, mager	130	43
Kalbfleisch, fett	125	78
Kalbfleisch, mager	190	118

	Harnsäure (in mg pro 100 g)	Harnsäure (in mg pro 100 kcal)
Fisch		
Karpfen	150	125
Anchovis	450	280
Seezunge	127	62
Gemüse		
Spinat	70	350
Erbsen, grün	145	181
Spargel	30	150
Blumenkohl	25	80
Milch		
Milchprodukte	0	0
Brot		
Schwarzbrot	40	15
Weißbrot	5-25	5
Verschiedenes		
Reis, Nudeln	0	0
Eier (pro Stück)	1	1
Butter, Öl	0	0
Wein	0	0
Bier	16	16
Kaffee/Tee	0	0

Man muss also bei den diätetischen Vorschriften nicht nur auf den die Harnsäureerhöhung fördernden Puringehalt eines Nahrungsmittels pro Gewichtseinheit achten, sondern muss vor allem auch den Puringehalt pro Energieeinheit berechnen. Auf diese Weise wird erkennbar, dass Gemüse wie etwa Spargel, die pro Gewichtseinheit verhältnismäßig wenig Purin enthalten, bei der Zufuhr größerer Mengen durchaus höhere Purinmengen mit sich bringen.
Natürlich enthalten Innereien wie Bries, Leber und Niere sehr große Harnsäuremengen. Andererseits wird man aber von diesen Fleischmengen stets nur kleinere Portionen zu sich nehmen, sodass die größeren Gemüsemengen dann doch ins Gewicht fallen. Neben der Verringerung der Purinzufuhr mit der festen Nahrung gilt noch das Gebot, den Alkoholgenuss einzuschränken und natürlich auf die Normalisierung des Körpergewichts hinzuarbeiten. Wenn diese Maßnahmen Erfolg zeigen, ist es sogar in sehr vielen Fällen möglich, die Hyperurikämie ohne Medikamente zu behandeln.

Diätetische Maßnahmen

1. Normalisierung des Körpergewichts
2. Einschränkung des Alkoholgenusses
3. Verringerung des Puringehaltes in der zugeführten Nahrung

Durch die richtige Auswahl der Lebensmittel kann die Harnsäurebildung vermindert werden.

Medikamentöse Behandlung

Bei der medikamentösen Behandlung unterscheidet man:

- Präparate, die die Harnsäurebildung hemmen (Allopurinol), und Substanzen, die die Harnsäureausscheidung erhöhen, indem sie die Rückresorption in der Niere fördern.

- In der Regel werden die meisten Fälle von Hyperurikämie mit Allopurinol behandelt. Dies gilt insbesondere bei Gichtniere und Nierensteinbildung und auch bei den verschiedenen sekundären Hyperurikämien. Sehr seltene Harnsäurestoffwechselstörungen, wie das Lesch-Nyhan-Syndrom, müssen ebenfalls mit Allopurinol behandelt werden.

Was kann man gegen Harnsäuresteine tun?

Folgende therapeutische Maßnahmen sind möglich: Zunächst ist natürlich wegen des vermehrten Anfalls von Harnsäure die Synthese dieser Substanz durch Allopurinol zu bremsen. Harnsäuretreibende Mittel können dagegen zu einem Gichtsteinanfall führen, da der Niere akut mehr Harnsäure in der Ausscheidung »zugemutet« wird.

Sehr wichtig ist die reichliche Zufuhr von Flüssigkeit mit einer Harnbereitung von 2 bis 3 l pro Tag, um eine entsprechende Verdünnung des Urins vorzunehmen. Schließlich müssen solche Patienten zur Alkalisierung des Urins täglich bestimmte Salzlösungen zu sich nehmen und den pH-Wert des Harns mit Hilfe von Teststreifen kontrollieren. Diese Behandlung hat den Vorteil, dass ein weniger saurer Urin der Steinausfällung entgegenwirkt.

Beachten Sie

Die diätetische und medikamentöse Behandlung der Gicht sind Dauertherapien, die regelmäßig zu kontrollieren sind; dabei ist der Bluthamsäurewert der entscheidende Kontrollparameter für Erfolg oder Misserfolg der Therapie. Man kann davon ausgehen, dass die meisten richtig behandelten Patienten keine Gichtanfälle mehr bekommen und sich sogar Tophi zurückbilden. Auch Harnsäuresteine können sich auflösen. Selbst das Fortschreiten der Gichtniere scheint unter Diät und Allopurinol-Behandlung aufgehalten zu werden.

Diabetes mellitus

Warum verwenden wir nicht das geläufigere Wort »Zuckerkrankheit« anstelle des aus dem Griechischen stammenden Fremdwortes »Diabetes«? Der Leser wird – hoffentlich – bei der bisherigen Lektüre dieses Buches unser Bemühen gespürt haben, Fremdworte so weit wie möglich zu vermeiden. Wenn dies nicht immer gelang, dann wurde doch versucht, eine Erklärung des oft unumgänglichen Fremdwortes zu geben.
Wir haben uns für den Begriff »Diabetes« entschieden, und darin liegt bis zu einem gewissen Grade der Schlüssel für unsere Vorstellung, wie Patient und Arzt diese Erkrankung betrachten sollen. Es soll eben nicht von einer ständigen »Krankheit« die Rede sein (und schon gar nicht von einer, die mit dem eher irreführenden Namen Zuckerkrankheit belegt wird – als ob der Zucker die Krankheit verursache). Vielmehr soll ein Begriff verwendet werden, der in seiner Übersetzung besser beschreibt, worum es geht, und der nicht dem Patienten das Wort »zuckerkrank« gleichsam als Stempel aufdrückt. So viel sei nämlich schon jetzt gesagt, dass der Diabetes bei richtiger Behandlung und guter Mitarbeit des Patienten viel von seinem Schrecken verliert und dass die Diabetiker – nach dem Wort eines alten Diabetesarztes – dann sogar als »bedingt gesund« anzusehen sind.

Was ist Diabetes?

Der Name Diabetes mellitus beschreibt den Befund der bekannten Harnzuckerausscheidung und besagt, dass eine Harnvermehrung mit süßem Geschmack des Urins beobachtet wird (gr. diabainein = hindurchfließen, lat. mellitus = honigsüß).
Obwohl zugegeben werden muss, dass es auch Diabetiker gibt, die bei besonderen Nierenverhältnissen keinen Zucker ausscheiden – wohl aber den entscheidenden Befund der Blutzuckererhöhung aufweisen – hat sich der Name »Diabetes mellitus« oder einfacher »Diabetes« zu Recht allgemein eingebürgert.

Beachten Sie

Der Diabetes ist eine erbliche chronische Stoffwechselkrankheit, bei der es letztlich immer an Insulin fehlt. Der Insulinmangel kann komplett oder unvollständig sein; danach richtet sich die medikamentöse Behandlung: Ersatz des fehlenden Insulins mit Spritzen oder Verstärkung der restlichen körpereigenen Insulinproduktion bzw. der Insulinwirkung mit Tabletten.
Die Zukunft der Patienten wird bestimmt durch Zweiterkrankungen oder Komplikationen, die ihrerseits ganz wesentlich von der Art und Weise der Diabetesbehandlung beeinflusst werden.

Die Schlüsselstellung des Hormons Insulin

Unter den Hormonen im menschlichen Organismus spielt das Insulin eine besonders gewichtige Rolle (siehe Seite 17). Es findet sich in der Bauchspeicheldrüse, die neben der Produktion des Bauchspeichels zur Verdauung der Nahrung im Darm auch noch die wichtige Aufgabe der Hormonproduktion hat. Als Beispiele wurden Insulin und Glukagon (siehe Seite 17) erwähnt. Diese Hormone werden in besonderen eingesprengten Zellverbänden im Gewebe der Bauchspeicheldrüse produziert, in den »Inseln«, die nach ihrem Entdecker Langerhanssche Inseln genannt werden. Die A-Zellen der Inseln bilden Glukagon, die B-Zellen Insulin.

Von der Entdeckung zum Medikament

1889 konnten deutsche Ärzte durch die Entfernung der Bauchspeicheldrüse (Pankreas) bei Hunden einen Diabetes hervorrufen. Dem Orthopäden Banting und dem Medizinstudenten Best – wahrlich ein besonderes Gespann für eine der wichtigsten Entdeckungen in der Geschichte der Medizin – gelang es dann im Jahre 1921, Insulin aus tierischen Bauchspeicheldrüsen zu isolieren. Sie injizierten dieses Insulin pankreaslosen Hunden und konnten den Diabetes dieser Tiere verbessern, das heißt eine Blutzuckersenkung bewirken. Schon ab 1922 begann der Siegeszug des Medikamentes Insulin, und Millionen zuckerkranker Menschen in aller Welt konnte das Leben gerettet werden. Erst im Jahre 1955 wurde die chemische Struktur des Rinderinsulins, das in der Regel zum Spritzen verwendet wurde, aufgeklärt. 1963 wurde das Insulinmolekül dann gleichzeitig und unabhängig voneinander von amerikanischen, chinesischen und deutschen Forschern synthetisiert, also künstlich aus Aminosäuren zusammengesetzt.

Die Langerhansschen Inseln

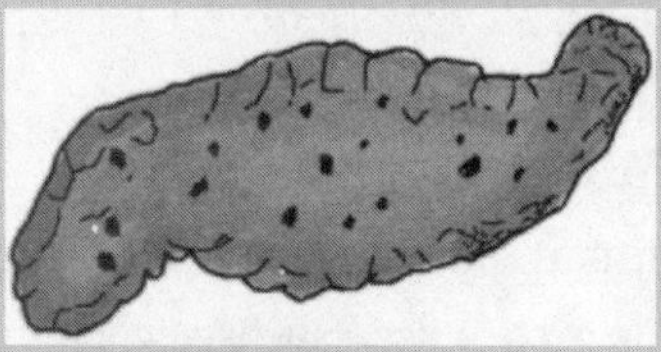

a Die Langerhansschen Inseln in der Bauchspeicheldrüse. (Die Inseln sind übergroß eingezeichnet.)

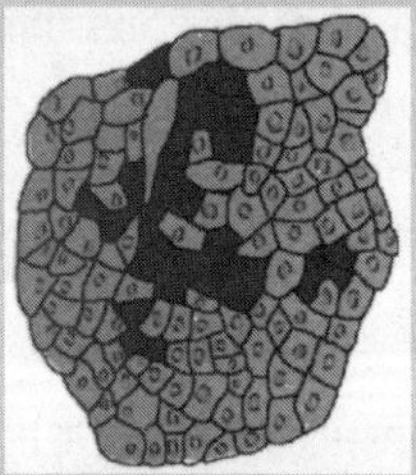

b Mikroskopische Abbildung einer Langerhansschen Insel mit verschiedenen Zellen, einschließlich der Insulinproduzierenden B-Zellen (dunkel gezeichnet)

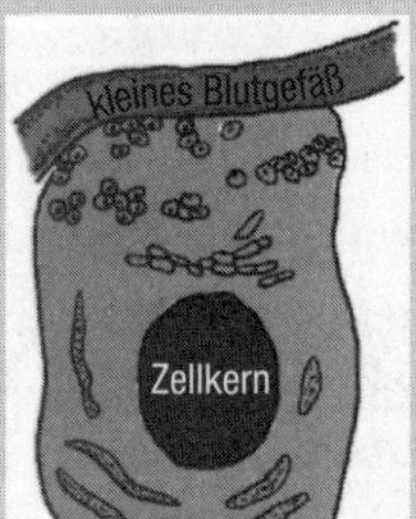

c Eine B-Zelle in einer Langerhansschen Insel etwa 10.000fach vergrößert. In den langgezogenen Schläuchen (unten) wird das Insulin produziert, in den zusammenhängenden Bläschen oberhalb des Zellkerns wird es „verpackt“ und in den Bläschen im Bild ganz oben gespeichert. Von hier wird es im Bedarfsfall in die Blutbahn abgesondert.

Fortschritt Humaninsulin und Insulin-Analoga

Seit 1982 stehen neben den aus Bauchspeicheldrüsen von Schlachttieren gewonnenen Insulinen auch Humaninsuline zur Verfügung, das heißt Insuline, die in ihrer chemischen Zusammensetzung genau dem menschlichen Insulin entsprechen. Sie werden entweder durch Abwandlungen des Moleküls aus Schweineinsulin (Austausch einer Aminosäure) oder durch bakterielle Insulinsynthese gewonnen.

Wiederum muss man es als eine der Großtaten in der Medizin und in der Naturwissenschaft bezeichnen, dass es durch gentechnologische Manipulationen gelang, Coli-Bakterien oder auch Hefezellen zur Herstellung von menschlichem Insulin zu veranlassen. Diese Entdeckung ist auch deswegen so wichtig, weil in Notzeiten keine Abhängigkeit mehr von den Bauchspeicheldrüsen der dann sicherlich seltener anfallenden Schlachttiere besteht.

Neuerdings ist man bestrebt, durch Änderung am Insulinmolekül so genannte Insulin-Analoga herzustellen, die entweder ganz kurz (Lispro-Insulin = Humalog bzw. Aspart-Insulin = Novo Rapid) oder sehr lang und gleichmäßig (Insulin glargin = Lantus) wirksam sind.

Was ist Proinsulin?

Das körpereigene Insulin wird in den Langerhansschen Inseln in bestimmten Vorformen (Präproinsulin und Proinsulin) gespeichert und im Bedarfsfall als Insulin in die Blutbahn abgesondert. Der Bedarfsfall ist in erster Linie dann gegeben, wenn der Blutzuckerspiegel z.B. nach Nahrungszufuhr ansteigt. Der nun vermehrt anfallende Traubenzucker ist der entscheidende Reiz für die Bauchspeicheldrüse, Insulin abzugeben. Im Übrigen existiert noch eine ganze Reihe von Substanzen, die zu einer solchen Insulinfreisetzung aus den Langerhansschen Inseln führen. Wir werden dies später bei der Besprechung von bestimmten Medikamenten sehen.

Wie wirkt Insulin im Körper?

- Es fördert den Einstrom von Zucker in viele Körperzellen und senkt dadurch den Blutzucker.
- Es hemmt die Freisetzung von Fettsäuren aus den Fettvorräten des Körpers.
- Es schützt die Eiweißvorräte vor dem Abbau.
- Es hemmt die Zuckerneubildung, auch die auf Dauer so schädliche Zuckerneubildung aus Eiweiß (Aminosäuren), und führt zu einer vermehrten Produktion von Eiweiß, Glykogen und Fett.

Wie wird Insulin gehemmt?

Andererseits gibt es Substanzen, die die Insulinausschüttung bremsen. Interessanterweise gehört dazu das Insulin selbst: Ist sein Spiegel im Blut erhöht, wird die Bauchspeicheldrüse veranlasst, weniger Insulin abzugeben als normal. Auch in Ruhe und sogar im Hungerzustand wird immer ein wenig Insulin in die Blutbahn freigesetzt, und zwar in einer Menge, die beim gesunden Menschen etwa ein Drittel der am Tag produzierten, annähernd 40 Einheiten ausmachen soll.
Eine ganze Reihe von Gegenspielern des Insulins haben wir bereits kennengelernt (siehe Seite 16). Hierzu gehören die blutzuckererhöhenden Hormone, wie Glukagon und Katecholamine, ferner das Wachstumshormon und die Glukokortikoide. Im Übrigen hemmen auch sehr hohe Blutzucker- und Blutfettspiegel die Insulinsekretion; man spricht dann von einer »Glukose-Toxizität« bzw. »Lipotoxizität«.

Wie entwickelt sich Diabetes?

Bei wenigen Krankheiten ist es möglich, die Beschwerden des Patienten und die dabei erhobenen Laborbefunde so zwingend aus den zugrunde liegenden biochemischen Abweichungen zu erklären, wie es auf den Diabetes zutrifft. Wie schon erwähnt, ist der Diabetes eine Stoffwechselerkrankung, die auf einen absoluten oder relativen Mangel an Insulin zurückzuführen ist. Was kann – theoretisch und

praktisch – alles die Ursache für das Auftreten eines Diabetes mit Blutzuckererhöhung und Harnzuckerausscheidung sein?
Zunächst kann eine Störung der Insulinbildung oder der Insulinfreisetzung aus der Bauchspeicheldrüse vorliegen. Möglich wäre auch die Produktion eines chemisch nicht »richtig« zusammengesetzten Insulins. Wichtig ist, dass auch die Rezeptoren (siehe Seite 16 f.) an den Zielorganen des Insulins nicht funktionieren oder nur in unzureichender Zahl vorhanden sein können. In diesem Falle würde zwar genügend Insulin durch das Blut an die Zellen herangeschwemmt werden, aber an den Zellwänden nicht jenen Aufnahmemechanismus vorfinden, der erst den Eintritt des Insulins (wie den des Schlüssels in das Türschloss) garantiert. Und schließlich gibt es natürlich auch noch Störungen der Insulinwirkung durch die erwähnten Gegenspieler des Hormons.

Welche Beschwerden des Diabetikers können durch den Ausfall der Wirkungen des Insulins entstehen?

Der Blutzuckeranstieg kommt dadurch zustande, dass das Insulin die Körperzellen nicht mehr ausreichend mit Zucker versorgen kann. Die daraus entstehende Blutzuckererhöhung (Hyperglykämie) erreicht eine solche Konzentration, dass über die Nieren Zucker im Urin verlorengeht. Das ist üblicherweise erst dann der Fall, wenn eine bestimmte Grenze (die Nierenschwelle) mit einer Blutzuckerkonzentration von 160 bis 180 mg/dl (= mg%) überschritten ist. Dieser Austritt von Zucker im Urin geht einher mit einem teilweise enormen Wasserverlust, da die Niere bestrebt ist, die hohen Zuckerkonzentrationen zu verdünnen. Gleichzeitig kommt es wegen des Verlustes an Wasser, Zucker und auch Aminosäuren im Urin zur Gewichtsabnahme und zur allgemeinen Schwäche.
Bei Insulinmangel wird außerdem die Fettfreisetzung aus dem Körperfett gefördert. Dies bedeutet einen Anstieg von Fettsäuren und ihren Abbauprodukten im Blut, was zu einer gefährlichen Übersäuerung des Körpers führen kann. Schließlich ist zu bedenken, dass auch die Eiweißvorräte angegriffen werden, da das

Insulin seine eiweißschützende Funktion ja nun nicht mehr genügend ausübt. In der Folge kann Muskulatur abgebaut und der Organismus noch mehr geschwächt werden.

Diabetes ist nicht gleich Diabetes

Wir müssen zwischen zwei Diabetestypen unterscheiden, die früher als »Jugendlichen-Diabetes« bzw. »Insulinmangeldiabetes« einerseits oder als »Erwachsenen-Diabetes« oder »Altersdiabetes« andererseits bezeichnet wurden. Jetzt nennt man – ein bisschen einfallslos – diese Diabetestypen den »Typ-1-Diabetes« und den »Typ-2-Diabetes«. Warum hat man sich zu einer Änderung in der Benennung entschlossen?

Der früher »Jugendlichen-Diabetes« genannte Typ-1-Diabetes tritt zwar zumeist im jugendlichen Alter auf, kann aber durchaus auch bei ganz alten Menschen vorkommen. Es wäre paradox, den Diabetes eines solchen Patienten dann als »Jugendlichen-Diabetes« zu bezeichnen. Andererseits – gar nicht so selten – gibt es auch im jugendlichen Alter Diabetiker, die alle Merkmale des Typ-2-Diabetes (also des früheren »Altersdiabetes«) aufweisen. Auch kann man nicht behaupten, dass nur Typ-1-Diabetiker Insulin spritzen müssen, da sich auch viele Typ-2-Patienten dieser Behandlung unterziehen. Also auch die Wortungetüme »Insulin-abhängiger Diabetes« (für Typ-1-Diabetes) und »Nicht-Insulin-abhängiger Diabetes« (für Typ-2-Diabetes) wären ungenau und falsch.

Was sind die wichtigsten Unterschiede zwischen den beiden Diabetestypen?

Das Lebensalter spielt eine gewisse, aber keine entscheidende Rolle. Der Anteil an der Gesamtzahl der Erkrankten (in Deutschland sechs bis sieben Millionen Menschen) beträgt beim Typ-1-Diabetes 5 % und demzufolge beim Typ-2-Diabetes 95 %. Die Beschwerden des Patienten treten beim Typ-1-Diabetes zumeist akut, beim Typ-2-Diabetes eher langsam auf. Fettleibigkeit ist bei den jüngeren Diabetikern seltener, bei den älteren Typ-2-Diabetikern jedoch fast immer vorhanden. Die

Typ-1-Diabetiker haben sehr bald keine körpereigene Insulinproduktion mehr und müssen unter allen Umständen Insulin spritzen. Bei den Typ-2-Diabetikern besteht hingegen über lange Zeit oder auf Dauer noch eine gewisse körpereigene Insulinproduktion, die die Behandlung mit Diät und gegebenenfalls mit bestimmten Tabletten (s.u.) gestattet, ehe die Patienten in späten Jahren bei fortschreitender Erkrankung dann auch Insulin benötigen.

Wird Diabetes vererbt?
Interessanterweise ist die »erbliche Durchschlagskraft«, also die Möglichkeit, daß Nachkommen ebenfalls an Diabetes erkranken, bei dem eher milder verlaufenden Typ-2-Diabetes deutlich höher als beim Typ-1-Diabetes. Trotzdem liegt beiden Diabetestypen zweifelsfrei eine erbliche Veranlagung zugrunde.

Es zeigt sich, dass man von einer erblichen Neigung für das Versagen der insulinproduzierenden B-Zellen in den Langerhansschen Inseln ausgeht. Virusinfektionen, die zu einer direkten Schädigung der B-Zellen führen, können für die Auslösung des Diabetes ebenso eine Rolle spielen wie die zweifellos viel häufigere Autoimmunerkrankung. In diesem Fall kommt es zu einer geradezu selbstzerstörerischen Bildung von Antikörpern gegen körpereigene Zellen. Diese Antikörper kann man in der Blutbahn messen und beim Typ-1-Diabetes häufig nachweisen. Als Folge davon werden die B-Zellen zerstört; ein Diabetes tritt auf. Auch bei diesem Prozess sind möglicherweise Virusinfektionen indirekt für die B-Zellschädigung von Bedeutung. Die Erreger von Mumps, Röteln und Masern scheinen in erster Linie hierfür in Frage zu kommen.
Ganz anders stellt sich die Krankheitsentstehung beim Typ-2-Diabetes dar (siehe Abbildung Seite 115). Hier kommt es infolge der Überernährung und der daraus resultierenden Fettsucht zu einer Unterempfindlichkeit gegenüber dem Insulin. Gleichzeitig steigt der Blutzuckerspiegel an und fordert die Mehrproduktion von

Insulin heraus. Wie bereits erwähnt, bedeutet ein Überangebot eines Hormons, in diesem Falle des Insulins, ein Absinken der Zahl der Rezeptoren, sodass die Ansprechbarkeit auf das Insulin schlecht wird (»Insulinresistenz«). Wichtiger aber sind für die Entstehung der Resistenz die »unterhalb der Rezeptorebene« im Zellinneren ablaufenden Prozesse. Allmählich, bei ständiger Gewichtszunahme, »schaukelt sich« der Patient in eine Situation hinein, in der seine Insulin produzierenden B-Zellen bei entsprechender erblicher Veranlagung (genetischer Prädisposition) überfordert sind: Es entsteht ein Diabetes.

Wirksame Faktoren bei der Entstehung des Typ-1-Diabetes

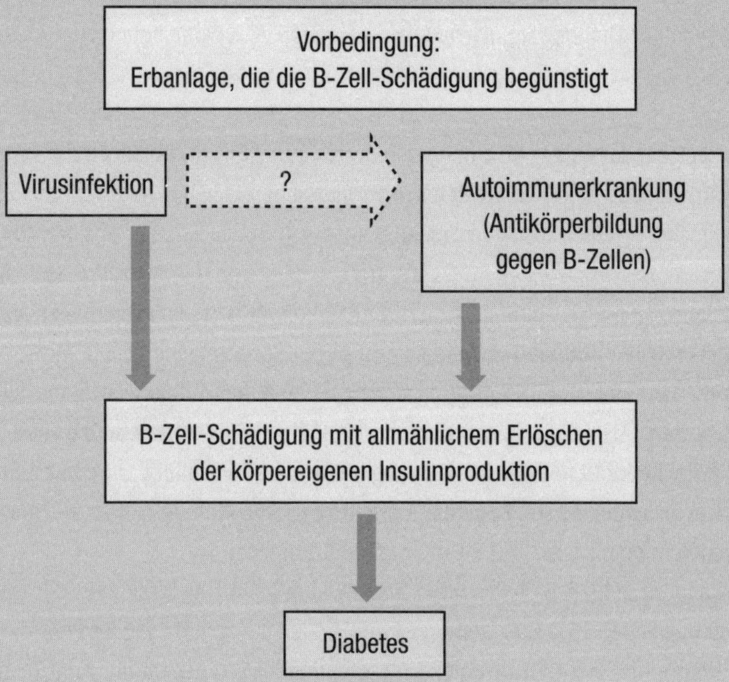

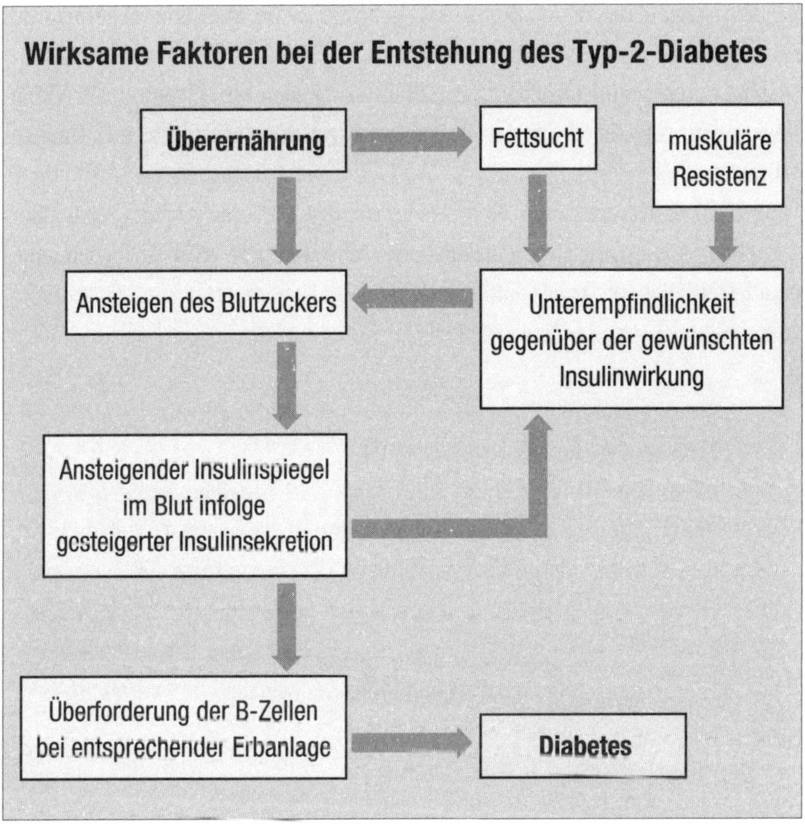

Es liegt auf der Hand, dass die Therapie bei diesem Typ-2-Diabetes bevorzugt in der Behandlung der Fettsucht liegt, das heißt die Überernährung muss beseitigt werden. Der muskulären Resistenz kann überdies mit Bewegungstherapie begegnet werden.

Kann man Frühstadien eines Diabetes erkennen?

Um Frühformen eines Diabetes festzustellen, führt man eine so genannte Zuckerbelastungsprobe durch: Der nüchterne Patient erhält 75 g Traubenzucker in

Wasser; steigt danach der Blutzucker übermäßig an, liegt eine Frühform des Diabetes vor.

Dies ist mitunter hilfreich bei Grenzfällen des Diabetes und wenn andere Komplikationen – etwa im Sinne der Arteriosklerose – den Ausschluss eines Diabetes erfordern.

Viele solcher Patienten mit einer Frühform des Diabetes sind nämlich übergewichtig, sodass durch rechtzeitige Gewichtsabnahme dem Ausbruch eines manifesten Diabetes (mit ständig erhöhten Blutzuckerwerten und Harnzuckerausscheidung) vorgebeugt werden kann.

Diabetes in der Schwangerschaft

Nicht selten kann es auch in der Schwangerschaft zu einem solchen Diabetes kommen, der der genauen Abklärung bedarf. Schwangere haben zwar stets auch eine erniedrigte Nierenschwelle für Zucker, sodass sie eine harmlose »Harnzuckerausscheidung während der Schwangerschaft« aufweisen können. Andererseits muss man aber wissen, dass auch ein echter Diabetes mit Blutzuckererhöhungen während der Schwangerschaft vermehrt auftritt.

Todesursachen und Erkrankungshäufigkeit

Zu diesen beiden wichtigen Problemen des Diabetes mellitus ist eine exakte Aussage besonders schwierig. Einmal ist der Diabetes nämlich nicht meldepflichtig, sodass man mit Angaben über seine Häufigkeit auf die Ergebnisse von Reihenuntersuchungen angewiesen ist.

Zum anderen ist eine Beurteilung der Sterblichkeit unergiebig, weil ein »Tod infolge Diabetes« eigentlich nur im diabetischen Koma, also in der extremen Übersäuerung des Blutes infolge Insulinmangels erfolgt.

Woran sterben Diabetiker?

Niemand wird bezweifeln, dass die zahlreichen diabetestypischen Zweiterkrankungen und Komplikationen, insbesondere die Gefäßerkrankungen verschiedener Art, die Sterblichkeit von Diabetikern entscheidend beeinflussen, auch wenn sie bei Krankheitsstatistiken normalerweise ohne Angabe der Diagnose »Diabetes« geführt werden.

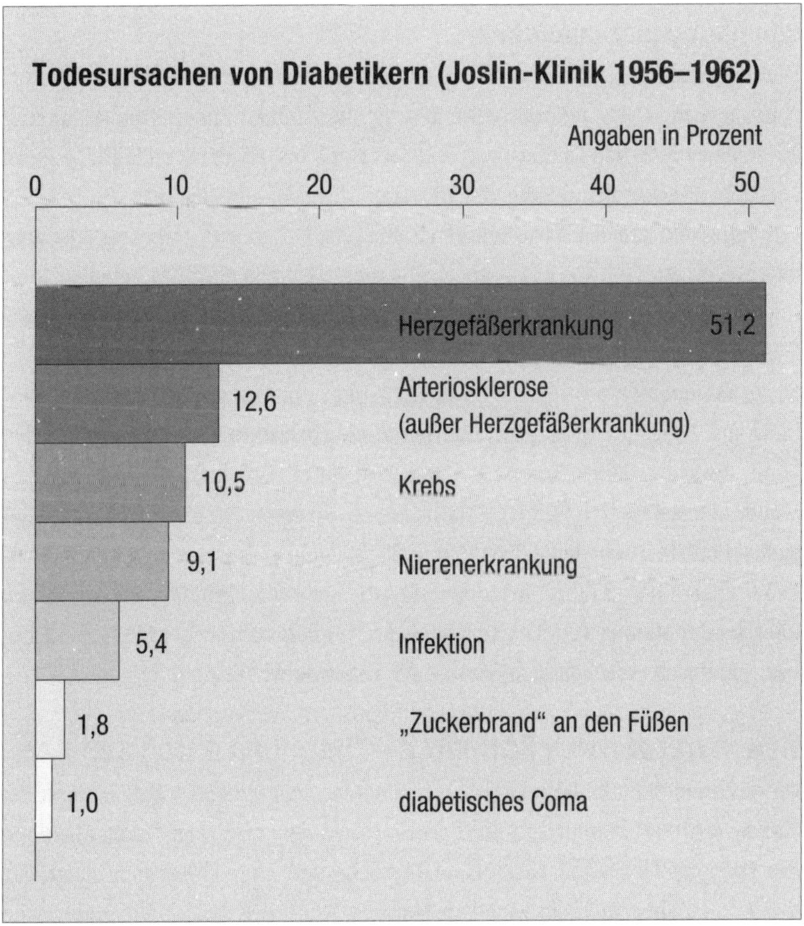

Die Abbildung auf Seite 117 zeigt die wichtigsten Todesursachen von Diabetikern aus der großen amerikanischen Joslin-Klinik in den Jahren 1956 bis 1962, die auch heute noch unverändert gültig sind. Es fällt auf, dass die meisten Diabetiker an der Erkrankung der Herzkranzgefäße (Koronarsklerose) mit der Folge eines Herzinfarktes sterben. Hingegen sind nur noch ganz wenige Patienten dem Tod im diabetischen Koma ausgesetzt.

Wie häufig ist Diabetes?

Die Diabeteshäufigkeit richtet sich in der ganzen Welt nach dem Grad der Überernährung: Mit höherem Körpergewicht steigt die Zahl der Zuckerkranken überall an. In den westlichen Ländern wird ein Satz von 7 bis 8 % manifesten Diabetikern angegeben (also solcher Patienten, die unter Alltagsbedingungen eine Blutzuckererhöhung und zumeist Harnzuckerausscheidung aufweisen). Dabei rechnet man damit, dass etwa ein Viertel bis ein Drittel dieser Patienten zufällig bei einer Routineuntersuchung entdeckt werden. Jüngste Zahlen besagen, dass der manifeste Diabetes sogar schon auf mehr als 8 % angestiegen ist.

Hinzu kommen etwa 6 bis 10 % von Diabetikern in Frühstadien, deren Erkrankung mit Hilfe des oben geschilderten Zuckerbelastungstests erkannt werden kann. Etwa die Hälfte dieser Patienten wird innerhalb von 10 Jahren manifest diabetisch, sodass sich Vorbeugemaßnahmen – in erster Linie in diätetischer Hinsicht – natürlich anbieten. 80 % der männlichen und 85 % der weiblichen Diabetiker sind älter als 45 Jahre. Insgesamt liegt die Erkrankungshäufigkeit der Frauen über der der Männer (etwa im Verhältnis 3 : 2). Ein Maximum der Diabeteshäufigkeit findet sich zwischen dem 55. und 65. Lebensjahr.

Beschwerden des Patienten – Diagnose durch den Arzt

Die Erkennung eines Diabetes kann eigentlich nicht verfehlt werden, wenn ein Patient zum Arzt kommt und über große Urinmengen, starken Durst, Abnahme des Körpergewichts und allgemeine Schwäche und Abgeschlagenheit klagt. Für den Arzt ist aber auch ein wichtiger Hinweis, wenn der Patient über zahlreiche diabetische Familienangehörige berichtet. Trotzdem darf man sich nicht beirren lassen, wenn jemand der einzige Diabetiker in der Familie ist. Dies liegt an dem besonderen Erbgang des Diabetes, der sich – gerade beim Typ-1-Diabetes – nur durch eine geringe Penetranz auszeichnet. Viele Patienten weisen es entrüstet zurück, ein »Erbleiden« zu haben. Der Arzt sollte diesen Patienten verdeutlichen, dass ein Diabetes weder ansteckend ist noch eine Schande bedeutet. Wenn man sich überlegt, dass die Träger der diabetischen Anlage auf etwa 40 % in der Bevölkerung zu veranschlagen sind und dass die manifesten Diabetiker und die Patienten mit Frühformen der Zuckerkrankheit um 15 % ausmachen, dann kann der Diabetes wirklich kein seltenes Ereignis darstellen.

Wichtig ist eine regelmäßige Voruntersuchung

Selbst manifeste Diabetiker müssen keine Beschwerden wie starkes Durstgefühl oder vermehrtes Wasserlassen aufweisen. Genau dies ist der Grund dafür, dass so viele Diabetiker (in erster Linie Typ-2- Diabetiker) über Jahre unentdeckt bleiben. Man sollte daher insbesondere älteren, übergewichtigen Personen mit diabetischen Familienangehörigen raten, sich wenigstens einmal im Jahr auf das Vorliegen eines Diabetes untersuchen zu lassen. Eine gewisse Hilfe bedeutet dabei die Selbsttestung mit Harnzuckerstreifen, die in jeder Apotheke erhältlich sind. Zwei Stunden nach einer Hauptmahlzeit sollte man den Urin auf das Vorkommen von Zucker untersuchen. Bei Vorhandensein von Zucker verfärbt sich der in den Harn eingetauchte Streifen in typischer Weise. Nur wenige Fälle von manifestem Diabetes bleiben bei diesem Vorgehen unentdeckt.

Für Arzt und Patient ist aber gleichermaßen wichtig, dass die entscheidende Diabetesdiagnose nur mit Hilfe erhöhter Blutzuckerwerte gestellt werden kann. Die Blutzuckerbestimmung bildet gleichzeitig eine wichtige Hilfe bei der laufenden Untersuchung und Therapiekontrolle des diabetischen Patienten. Diese Untersuchungsmethode wird ergänzt durch die Untersuchung des Urins auf Zucker und durch ein besonders raffiniertes Verfahren, mit dessen Hilfe man sich aus der Untersuchung des Zuckergehalts der roten Blutkörperchen ein Bild über die durchschnittlichen Blutzuckerwerte in den letzten 8 bis 12 Wochen machen kann (Bestimmung des HbA1 oder HbAIc). Wenn also ein diabetischer Patient seinem Arzt vor der Kontrolle »einen Gefallen« tun will und streng seine Diät einhält (die er vorher nie eingehalten hat), dann ist der Arzt mit Hilfe dieser kriminalistischen Spürmethode in der Lage festzustellen, ob der am Untersuchungstag gute Blutzuckerwert wirklich dem Verhalten der Blutzuckerkonzentrationen in den letzten Wochen entsprochen hat.

Im Übrigen wird heutzutage jeder diabetische Patient angehalten, Selbstkontrollen durchzuführen. Der Insulin spritzende Diabetiker wird dies mit Blutzuckerselbstkontrollen bewerkstelligen. Hierfür stehen hervorragende, einfach zu handhabende und recht genaue Teststreifenmethoden zur Verfügung.

Wo soll der Diabetiker behandelt werden?

Wenn ein Diabetes festgestellt worden ist, muss man entscheiden, ob der Patient vom Hausarzt, Spezialarzt für Diabetes oder stationär im Krankenhaus behandelt werden soll. In der Regel wird man viele Patienten (Typ-1-Diabetes), die erstmals Insulin spritzen müssen, in ein Krankenhaus einweisen. Dafür spricht:

- Der Umgang mit der Insulinspritze ist zunächst nicht ganz einfach und sollte unter Aufsicht erlernt werden.
- Wenn es zu einer Unterzuckerung infolge einer etwas zu hohen Insulingabe kommt, ist es gut, wenn der Patient die Erscheinungen im Krankenhaus kennenlernt und sofort entsprechend behandelt wird.
- In der Regel werden in bestimmten Krankenhäusern Schulungskurse für den Patienten eingerichtet, die ihm den Umgang mit seinem Diabetes (z.B. auch das Erlernen der oben erwähnten Selbstkontrolle) ermöglichen.

Beim Typ-2-Diabetes, der mit Diät allein oder mit Diät und Medikamenten behandelt wird, hängt die Entscheidung, wo der Patient behandelt werden soll, vom Hausarzt ab. Wenn dieser über ein leistungsfähiges Labor und entsprechende Schulungsmöglichkeiten verfügt, ist nicht einzusehen, warum der Typ-2-Diabetiker der teureren Krankenhausbehandlung zugeführt werden soll. Von großer Bedeutung ist, dass mit Diabetes-Spezialisten (Diabetologen) erfahrene praktizierende Ärzte zur Verfügung stehen, die viele Diabetesprobleme bereist ambulant lösen können.

Beachten Sie

Von entscheidender Bedeutung für den Erfolg der Behandlung ist die gründliche Beratung des Patienten gleich zu Krankheitsbeginn. Dabei sollte der Patient auch über Ursache, Behandlung und Komplikationen des Diabetes aufgeklärt werden. Die Aufgabe der Schulung und der Behandlung des Diabetikers besteht darin, den Patienten möglichst von seinem Leiden unabhängig zu machen. Er soll im obigen Sinne »bedingt gesund«, also nicht mehr »zuckerkrank«, sondern »nur diabetisch« sein (siehe Seite 106).

Diätbehandlung

Die Behandlung des Diabetes mit einer besonderen, der Krankheit angepassten Kost ist die am längsten bekannte Behandlungsform in der Geschichte des Diabetes. Vor der Entdeckung des Insulins im Jahr 1921 und der Entwicklung der blutzuckersenkenden Tabletten in den fünfziger Jahren war man gezwungen, den Diabetiker so weit wie möglich allein mit Diät zu behandeln. Dies war in vielen Fällen bei Typ-2-Diabetikern möglich, führte aber bei den absolut vom Insulin abhängigen Typ-1-Diabetikern früher oder später zum Tode.

Aber auch heutzutage kann keine medikamentöse Behandlung auf die Diabetesdiät verzichten. Bei den mit Tabletten behandelbaren Diabetikern ist zwar noch eine gewisse körpereigene Insulinproduktion vorhanden, die Bildung des Insulins in der Bauchspeicheldrüse ist jedoch so gering, dass gehäufte und schwere Diätfehler mit den daraus entstehenden Blutzuckererhöhungen nicht zu tolerieren wären.

Diabetesdiät für insulinpflichtige Patienten

Bei den insulinspritzenden Patienten muss man bedenken, dass mit der Einspritzung des Insulins unter die Haut die körpereigene Insulinproduktion nur unvollkommen nachgeahmt wird. Die Bauchspeicheldrüse eines gesunden Menschen schüttet stets dann vermehrt Insulin in die Blutbahn aus, wenn der Blutzucker ansteigt. Bei der Einspritzung von Insulin sind die Verhältnisse mitunter anders: Hier muss sich die Diabetesdiät oft dem Wirkungsablauf des in die Blutbahn aufgenommenen Insulins anpassen. Die große Ausnahme bilden die mit der so genannten intensivierten Insulintherapie behandelten Typ-1-Diabetiker, bei denen sich die Insulingaben nach der Nahrungszufuhr zu richten haben (und nicht umgekehrt).

Grundprinzipien der Diabetesdiät

Das wichtigste, für beide Diabetestypen geltende Grundprinzip liegt in der Verabreichung einer »kaloriengerechten«, am Körpergewicht des Patienten orientierten Kost.

Dies bedeutet, dass **übergewichtige** Patienten (vor allem Typ-2-Diabetiker) durch eine reduzierte Kalorienmenge an Gewicht abnehmen sollen, während die seltenen untergewichtigen Patienten (vor allem Typ-1-Patienten) durchaus so viele Kalorien bekommen, dass sie ein Normalgewicht erreichen. Die Personenwaage ist wichtiger als die Küchenwaage.

Die **normalgewichtigen** Diabetiker schließlich sollen sich mit dem Essen so verhalten, dass sich dieses Körpergewicht nicht ändert.

Häufige kleine Mahlzeiten

Als weiteres Grundprinzip hat zu gelten, dass die Mahlzeiten vieler insulinspritzender Diabetiker auf 6 bis 7 Portionen pro Tag verteilt werden. Das »Stoßangebot« von jeweils drei Mahlzeiten (wenn der Patient nur dreimal täglich essen würde) kann aber bei niedrigen Kalorienstufen durchaus sinnvoll sein.

Kein – oder wenig – reiner Zucker

Schließlich sollte man noch bedenken, dass Zucker vom »Glukosetyp«, das heißt Traubenzucker und ähnliche Stoffe wie Malzzucker und Kochzucker, vor allem in Getränken vermieden werden sollen. Denn diese Substanzen werden aus dem Darm sehr schnell in die Blutbahn aufgenommen und führen zu einem starken Blutzuckeranstieg. Der Gesunde könnte dies durch eine sofortige stärkere Insulinausschüttung aus seiner Bauchspeicheldrüse ausgleichen. Der Diabetiker hingegen ist aus den bereits genannten Gründen dazu nicht in der Lage. Damit käme es bei Diabetikern nach Einnahme größerer Zuckermengen zu den besonders gefürchteten, gefährlichen Überzuckerungen im Blut.

Folgeschäden durch ständige Überzuckerung

Viele diätetische Maßnahmen zielen also darauf, dass eine solche Überzuckerung des Körpers vermieden wird. Schon jetzt sei erwähnt, dass dies gute Gründe hat: Es hat sich nämlich gezeigt, dass eine »schlechte Einstellung« des Diabetes, das heißt das ständige Vorhandensein hoher Blut- und Harnzuckerwerte, zu erheblichen Schäden, insbesondere an den Blutgefäßen, führt.

Süßungsmittel

Wenn auch bestimmte Zucker für den Diabetiker weniger erwünscht sind, so kann durch Zuckeraustauschstoffe wie etwa Fruchtzucker und Sorbit oder vor allem durch kalorienfreie Süßstoffe wie Cyclamat, Saccharin, Aspartame und Acesulfam das Süßungsbedürfnis der Diabetiker ohne weiteres gestillt werden. Wichtig ist, dass der Diabetiker die kalorienhaltigen Zuckeraustauschstoffe in die Berechnung seiner Kohlenhydrate mit einbezieht, wovon noch die Rede sein wird. Diese Zuckeraustauschstoffe haben den Vorteil, dass sie langsam aus dem Darm in die Blutbahn aufgenommen werden und einen weitgehend insulinunabhängigen Stoffwechsel aufweisen. Ihr Nachteil ist der Gehalt an Kalorien und ihr hoher Preis.

Wie soll der Diabetiker seine Kost berechnen?

Auch wenn die Kostberechnung für den Patienten mitunter langwierig und lästig ist, muss doch gesagt werden, dass eine Diabetesdiät ohne Kostberechnung nicht möglich ist. Deswegen soll der Patient unter Anleitung einer Diätassistentin oder seines Hausarztes lernen, wie die tägliche Kost berechnet werden kann.

Berechnung der Kohlenhydrate

Die Kohlenhydrate berechnet man besser nicht nach Gramm, sondern nach Broteinheiten (BE). 1 BE entspricht 10 bis 12 g Kohlenhydraten und damit einer dünnen Scheibe Schwarzbrot von 25 g Gewicht und ist gegenüber anderen Kohlenhydratträgern, wie zum Beispiel Gemüse, Obst, Reis, Grieß, Mehl usw., austauschbar. Diese Kohlenhydratträger müssen natürlich ebenfalls ca. 12 g Kohlenhydrate enthalten. Aus diesem Grunde erhält der Patient eine Austauschtabelle, die ihm die Kostberechnung erleichtert. Der Patient sollte möglichst viele Kohlenhydrate in Form von Obst oder Gemüse zu sich nehmen. Dabei sind solche zu bevorzugen, die reichlich Ballaststoffe enthalten, was besonders auf Äpfel, Mohrrüben, Maismehl und ganz besonders Kleie zutrifft.

Berechnung der Fettmenge

Bei der stets knapp zu haltenden Fettmenge muss der Patient beachten, dass bei der Verschreibung von 60 g Fett nur etwa 20 g als Brotaufstrich zur Verfügung stehen. Weitere 20 g dienen als Kochfett; die restlichen Mengen, wenn nicht gar die Hälfte, sind als verstecktes Fett selbst noch im mageren Fleisch enthalten. Deswegen erhält der Patient Anweisungen (vgl. Seite 91) für die Fettbeschränkung und eine Fettaustauschtabelle. Eine Eiweißberechnung erübrigt sich meist.

Zehn Regeln für die Diabetesdiät

1. Der Versuch einer Behandlung des Diabetes allein mit Diät muss allen anderen Therapieversuchen vorausgehen. Als Ausnahme ist der sofort insulinbedürftige Patient anzusehen (Typ-1-Diabetiker), der in der Regel unverzüglich stationär einer Insulinbehandlung zugeführt werden muss.
2. Weder die Behandlung mit Insulin noch die Verabreichung von Tabletten können die Diabetesdiät ersetzen, mit deren Hilfe allein eine ausgeglichene Blutzuckerlage erzielt werden kann.
3. Eine ausführliche Diätberatung soll die Behandlung einleiten. Die alleinige Ausgabe irgendwelcher Diätzettel ohne persönliche Beratung ist erfahrungsgemäß ohne Nutzen.
4. Die Diabetesdiät ist heute nicht mehr einer Hungerkost gleichzusetzen; eine übermäßige Nahrungszufuhr muss aber auf alle Fälle vermieden werden. Da die Mehrzahl der Diabetiker (besonders vom Typ 2) übergewichtig ist, hat die Diabetesdiät bis zur Erreichung des Normalgewichts knapp an Kalorien zu sein. Bei der Verordnung müssen Geschlecht, Lebensalter, Beruf und eventuell bestehendes Übergewicht berücksichtigt werden.
5. Viele kleine Mahlzeiten werden vom Diabetiker im Hinblick auf seine Blutzuckerspiegel besser vertragen als wenige große Mahlzeiten. Deshalb ist im Allgemeinen die Verordnung von 6 bis 7 Mahlzeiten pro Tag angezeigt (Ausnahme: Typ-2-Diabetiker mit einer 1000-Kalorien-Diät ohne Medikamente, die zur Unterzuckerung führen könnten).
6. Wegen ihrer sofortigen blutzuckererhöhenden Wirkung sind Traubenzucker, Koch- oder Rohrzucker, Malzzucker sowie alle Getränke und Speisen, die diese Zucker in größeren Mengen enthalten, im Allgemeinen nicht erwünscht. Ballaststoffreiche Nahrungsmittel sind wegen ihrer gegenteiligen Wirkung sehr willkommen.

7. Besonders wichtig ist die Forderung, dass die Diabetesdiät möglichst wenig Fett, begrenzte, aber reichliche Mengen an Kohlenhydraten und genügend Eiweiß enthalten soll. Man kann diese Forderung eigentlich nur erfüllen, wenn extrem fetthaltige Lebensmittel, wie Aal, Hering, Mayonnaise, Schlagsahne, Nüsse und Mandeln, ganz weggelassen werden.
8. Ohne Berechnung der Kost ist eine exakte Diät nicht zu erreichen und damit eine gute Diabeteseinstellung nicht möglich. Für die Kohlenhydrate hat sich die Hilfsrechengröße der Broteinheiten (BE) gut bewährt.
9. An Getränken darf der Diabetiker Kaffee, Tee und Mineralwasser in reichlichen Mengen genießen. Mäßiger Genuss von reinen, eher sauren Weinen sowie von kleinen Mengen scharfer Getränke ist nach Rücksprache mit dem Arzt statthaft, wobei insbesondere Zweiterkrankungen zu beachten sind. Ein Leberleiden verbietet selbstverständlich jeglichen Alkoholgenuss. In jedem Falle müssen auch die Alkoholkalorien bei einer Kostform, die zu einer Gewichtsabnahme führen soll, einkalkuliert werden.
10. Dem Diabetiker wird eine große Zahl von so genannten Diabetiker-Lebensmitteln angeboten. Nur wenige bringen auch Nutzen. Hilfreich sind sicherlich Diabetiker-Marmeladen, die mit Zuckeraustauschstoffen gesüßt werden und die das Problem mit dem begrenzten Brotaufstrich lösen helfen. Zuckeraustauschstoffe (bei Berechnung) sowie besser noch kalorienfreie Süßstoffe (ohne Berechnung) dürfen verwendet werden.

Behandlung mit Tabletten

Die Behandlung mit Tabletten (»orale Antidiabetika«) kann bei vielen Fällen von Typ-2-Diabetikern die diätetische Therapie ergänzen. Für diese Behandlung kommen also nur Patienten in Frage, deren Bauchspeicheldrüse noch eine gewisse Insulinproduktion aufrechterhält, auch wenn diese allein nicht ausreicht, um die Blutzuckerwerte normal zu halten.

Sulfonylharnstoffe, Glinide, Metformin, Glitazone

Es gibt verschiedene Gruppen von solchen blutzuckersenkenden Mitteln, wobei Sulfonamid-Derivate (Sulfonylharnstoffe) die ersten Substanzen von Bedeutung gewesen sind. Bereits im Jahre 1942 gelang einem französischen Forscher der Nachweis, dass diese Stoffe blutzuckersenkend wirken, aber an das Vorhandensein eines Restes körpereigener Insulinproduktion gebunden sind. Bei pankreaslosen Tieren zeigte sich demnach überhaupt kein Effekt dieser Substanzen. Wir dürfen heute annehmen, dass die insulinproduzierenden B-Zellen der Langerhansschen Inseln durch die Verabreichung dieser Substanzen angeregt werden, mehr wirksames Insulin für den Stoffwechsel zur Verfügung zu stellen.

Der Leser soll nicht mit den Namen der unzähligen Sulfonylharnstoff-Präparate belastet werden, die zur Verfügung stehen. Die wichtigsten sind die vom Typ des Glibenclamid (z.B. Euglucon N, Glibenpuren, Glukoreduct) sowie die Präparate Glutril, Glurenorm und vor allem Glimepirid (Amaryl). Ältere Substanzen – wie z.B. Rastinon und Redul – werden kaum noch verordnet, da sie weniger stark blutzuckersenkend wirken, mehr Nebenwirkungen haben und in höherer Dosierung verabreicht werden müssen.

Zu den Neuentwicklungen zählen Repaglinide (NovoNorm) und Nateglinide (Starlix), die ähnlich wie die genannten Sulfonylharnstoffe, aber schneller wirksam sind.

Neben diesen Sulfonamid-Präparaten gibt es das Metformin, das den Blutzucker nicht über eine Anregung der körpereigenen Insulinsekretion senkt. Es verzögert vielmehr die Nährstoffresorption aus dem Darm, verstärkt die Zuckerverwertung in der Muskulatur und bremst die Zuckerneubildung in der Leber. Metformin steht zum Beispiel als Glucophage zur Verfügung, mit dem die günstigste Dosierung (2 x 1000 mg täglich) möglich ist. Gerade in Kombination mit den Sulfonylharnstoffen (z.B. Amaryl oder Glibenclamid) bzw. mit NovoNorm oder Starlix kann es sinnvoll eingesetzt werden (s.u.).

Sehr gut bewährt haben sich auch die so genannten Glitazone (Rosiglitazon = Avandia, Pioglitazon = Actos), die gezielt der Insulinresistenz an unterschiedlichen Organen und Geweben entgegenwirken und die zurzeit nur in Kombination mit Metformin oder mit Sulfonylharnstoffen Verwendung finden.

Medikamente, die die Kohlenhydratspaltung im Darm hemmen

Schließlich sind Substanzen zu erwähnen, die die Kohlenhydratspaltung im Darm hemmen und damit die Aufnahme dieses Nährstoffs in die Blutbahn verzögern (Glucobay, Diastabol). Dies ist ein sinnvoller Mechanismus, weil er auf andere Weise dazu beiträgt, den oben erwähnten »überfallartigen« Einstrom von Kohlenhydraten in die Blutbahn zu verzögern; denn auch eine Verzögerung des Einstroms der aus Stärke entstehenden Zuckermoleküle ist wünschenswert.

Einsatz der Tabletten

Hierfür bieten sich im Grunde verschiedene Möglichkeiten – oft in Form von Kombinationen – an, die aber nur für die zumeist älteren Typ-2-Diabetiker gelten. Metformin oder Glitazone (in Kombination, s.o.) und/oder Acarbose werden gern zuerst verabreicht, da sie im Gegensatz zu Sulfonylharnstoffen und Insulin eine Gewichtszunahme nicht begünstigen.

Schließlich wird auch die Behandlung mit Diät, Insulin und Sulfonylharnstoffen oder anderen Tabletten empfohlen. Sie bewährt sich oft gut bei Patienten, die mit Sulfonamiden allein nicht ausreichend einstellbar sind. Man kann nämlich dann das kleine Defizit der Insulinwirkung durch minimale gespritzte Insulinmengen ausgleichen und dennoch durch die Weitergabe von Tabletten, z.B. von Amaryl, die körpereigene Insulinproduktion ausnutzen. Wenn man bei solchen Patienten die ohne gleichzeitige Tablettengabe erforderlichen großen Mengen Insulin spritzt, würde man die körpereigene Insulinproduktion womöglich unterdrücken und nicht mehr ausnützen können. Günstig für die Kombination mit Insulin ist auch Metformin, da es u.a. der Gewichtszunahme entgegenwirkt und die Entwicklung von Gefäßschäden hemmen kann. Auch hat sich gezeigt, dass in geeigneten Fällen das Blutzuckerverhalten bei der Kombinationsbehandlung sehr viel stabiler ist und dass diese Patienten täglich nur einmal spritzen müssen.

Nebenwirkungen

Die Nebenwirkungen der blutzuckersenkenden Tabletten, wie sie uns heute zur Verfügung stehen, sind gering. Unter Metformin muss die äußerst seltene, so genannte Laktazidose vermieden werden, die bei nierengesunden Patienten praktisch nie auftritt. Die Sulfonylharnstoffe sind jedoch gut verträglich. Man muss lediglich bedenken, dass sie stark blutzuckersenkend wirksam sind und bei Diabetikern, die eigentlich mit Diät allein eingestellt werden können, keinesfalls verabreicht werden dürfen. Andernfalls käme es zu schweren Unterzuckerreaktionen (Hypoglykämien) – insbesondere unter Glibenclamid –, die aber nicht dem Präparat, sondern der falschen Verordnung angelastet werden müssen. Acarbose verursacht in höheren Dosen Nebenwirkungen am Magen-Darm-Trakt, während die Glitazone wegen gelegentlicher Wassereinlagerungen nicht an Herzkranke und auch nicht an Patienten mit schweren Leberschäden gegeben werden dürfen.

Vorsicht

Versuchen Sie nicht, Ihren Arzt im Sinne einer »Therapie der Bequemlichkeit«, das heißt einer Tablettenbehandlung ohne gleichzeitige Diät, zu beeinflussen. Trotz kurzer Anfangserfolge führt diese Therapie früher oder später dazu, dass die Tablettenwirkung versagt und das Übergewicht stabilisiert wird – mit allen nachteiligen Folgen für den Patienten.

Der Segen der Insulinbehandlung

Auch heute hat die Behandlung von Diabetikern mit Insulin nicht an Bedeutung verloren. Erinnert sei daran, dass vor der Entdeckung des Insulins im Jahre 1921 (siehe Seite 107) mehr als die Hälfte der Diabetiker im diabetischen Koma starb. Dieser akute Zustand des absoluten Insulinmangels mit Übersäuerung des Organismus ist jedoch dadurch, dass Insulin zur Verfügung steht, äußerst selten

geworden (siehe Abb. Seite 117). Insulin ist also nach wie vor das wichtigste, weil allein lebensrettende Medikament in der Behandlung des Diabetes. Alle Typ-1-Diabetiker sind definitionsgemäß auf die Behandlung mit Insulin angewiesen. Allerdings müssen auch viele Typ-2-Patienten, die ursprünglich mit Tabletten behandelt worden waren und deren Diabetes sich durch gehäufte Diätfehler oder ohne erkennbaren Grund verschlechterte, auf Insulin umgestellt werden. Auf die Bedeutung der Kombinationsbehandlung von Insulin mit Sulfonylharnstoffen wurde bereits hingewiesen (siehe Seite 128).
Die Insulininjektion sollte möglichst nicht einem Familienangehörigen oder einer Pflegekraft überlassen werden, außer besondere Umstände erfordern dies. Als solche sind eingeschränkte Sehkraft, Zittrigkeit und andere Alterserscheinungen anzusehen. Der insulinspritzende Diabetiker soll von fremder Hilfe unabhängig gemacht werden und sich das Präparat selbst einspritzen. Dies tun viele diabetische Kinder ebenso wie betagte Patienten. Für einen Menschen »in den besten Jahren« sollte demnach überhaupt kein Grund bestehen, die Selbstinjektion von Insulin zu scheuen.

Praxis der Insulinbehandlung

Wie schon erwähnt, stehen neben den Insulinen aus tierischen Bauchspeicheldrüsen in erster Linie Humaninsulin und Insulin-Analoga (s.o.) zur Verfügung. Bei der Ersteinstellung auf Insulin sollte diesen Insulinen der Vorzug gegeben werden, da sie praktisch überhaupt nicht zu Allergien oder zu einer allmählichen Unterempfindlichkeit gegenüber dem Insulin (Insulinresistenz infolge der Bildung von Insulinantikörpern) führen. Bei den Analoga sei nochmals auf das Insulin Lantus hingewiesen, das in klarer Lösung vorliegt (kein Schütteln vor dem Spritzen erforderlich) und dank seiner gleichmäßigen 24-Stunden-Wirkung bei Typ-2-, aber auch bei Typ-1-Diabetikern ohne größere Gefahr von Hypoglykämien (Unterzuckerungen) eingesetzt werden kann.
Insulin ist in Patronen für die Pens oder in Fläschchen mit durchstechbaren Gummistopfen abgefüllt. Die Packung enthält das Verfallsdatum, auf dem angezeigt ist,

wie lange die volle Insulinwirkung garantiert wird. Insulin soll kühl bei einer Temperatur von nicht über 15 °C, aber geschützt vor Frost gelagert werden. Dies kann im Keller oder im Gemüsefach des Kühlschranks erfolgen. Die Patrone im Pen oder die Ampulle aber, die der Patient für den laufenden Bedarf verwendet, kann durchaus bei Zimmertemperatur gelagert werden. Ein Vorteil für die Diabetiker besteht darin, dass heutzutage Einmalspritzen verschrieben werden können und die lästige Sterilisation der Glasspritzen durch den Patienten wegfällt. Viele Diabetesärzte bevorzugen Insulinspritzen mit kurzen Nadeln, die senkrecht in die mit zwei Fingern abgehobene Hautfalte eingestochen werden. Der weitaus überwiegende Teil der Insulin spritzenden Diabetiker benutzt allerdings Injektionshilfen vom Typ der »Pens«, die selbst bei Zittrigkeit und schlechtem Sehvermögen einfach und exakt zu handhaben sind.

Wo setzt man die Spritze an?

Als Injektionsstellen kommen Außen- und Vorderseite der Oberschenkel, Bauchhaut, Gesäß und – seltener – Außenseiten der Oberarme in Betracht. Man sollte die Spritzstellen regelmäßig wechseln, um Hautveränderungen vorzubeugen.

Die verschiedenen Insulinarten

Es gibt eine Fülle von Insulinpräparaten, die sich im Wesentlichen in drei Gruppen gliedern lassen:

- kurz wirkende,
- mittellang wirkende und
- lang wirkende Insuline.

Der Arzt wird individuell zu entscheiden haben, welche Präparate für den Stoffwechsel besonders angezeigt sind. Je instabiler ein Diabetes ist, das heißt je ausgeprägter der Insulinmangel mit starken Blutzuckerschwankungen ist, desto häufiger wird man kleinere Mengen kurzwirkender Insuline spritzen. Typ-1-Diabetiker sollten in der Regel eine so genannte »intensivierte Insulintherapie« durchführen, das heißt viermal am Tag spritzen (z.B. vor den Hauptmahlzeiten jeweils ein kurzwirkendes Insulin und vor dem Schlafengehen eine kleine Menge eines langwirkenden Insulins). Es wäre also falsch, insbesondere alle kindlichen und jugendlichen Diabetiker mit nur einer Injektion eines besonders langwirkenden Insulins behandeln zu wollen.

Die Insulin spritzenden Diabetiker sollen häusliche Blutkontrollen durchführen und müssen auch – unabhängig von der ersten Verordnung – lernen, die Insulindosis in bestimmten Grenzen eigenverantwortlich zu ändern, um rechtzeitig einer Hyperglykämie (Überzuckerung) oder Hypoglykämie (Unterzuckerung) vorzubeugen.

Beachten Sie

Verstärkte körperliche Arbeit verbrennt zusätzlich Zucker, dadurch sinkt der Insulinbedarf. Patienten, die Sport treiben, sollten also vor der körperlichen Tätigkeit weniger Insulin injizieren (z.B. 4 bis 8 Einheiten weniger) und womöglich zusätzlich 1 bis 2 BE an Kohlenhydraten essen. Achten Sie auch auf einen längeren Abstand zwischen Spritze und Mahlzeit (20–45 Minuten), der von der jeweiligen Insulinart abhängt. Falsch ist es, wenn der Patient sein Insulin spritzt und sofort hinterher isst. Auf diese Weise fluten nämlich die im Darm verdauten Kohlenhydrate eher in die Blutbahn als das zur Bekämpfung der Blutzuckererhöhung in das Fettgewebe gespritzte Insulin. Eine Ausnahme bilden die Insulin-Analoga vom Typ des Humalog oder Novo Rapid (s.o.), bei denen wegen ihres extrem schnellen Wirkungseintritts kein Spritz-Ess-Abstand eingehalten werden soll.

Nebenwirkungen von Insulin

Die wichtigste »Nebenwirkung« des Insulins ist in der Hypoglykämie zu suchen. Da die Blutzuckersenkung aber im Grunde dem gewünschten Haupteffekt entspricht, kann man eigentlich nicht von einer unerwünschten Nebenwirkung sprechen. An Arzt und Patient liegt es, mit Hilfe der oben erwähnten Regeln (z.B. Reduzierung der Insulindosis bei körperlicher Tätigkeit, regelmäßige Zufuhr von Nahrungsmitteln in Form kleiner Zwischenmahlzeiten) dafür zu sorgen, dass eine gute Balance zwischen Insulinmenge, Nahrungszufuhr, körperlicher Tätigkeit und Blutzuckerspiegel besteht. Hautveränderungen nach Insulininjektion sind unter dem Einfluss der Humaninsuline, der Analoga und anderer hochgereinigter Insuline sehr selten geworden, können aber gelegentlich vorkommen. Das Gleiche gilt für die extrem seltenen Insulinallergien und für die Insulinresistenz.

Was bringen neue Behandlungsmethoden?

In den letzten Jahren hat man vielfach versucht, die übliche Insulininjektion durch die kontinuierliche Gabe des Hormons mit Insulindosiergeräten zu ersetzen. Optimal wäre ein in den Körper implantiertes System, das aus einem Messgerät für den Blutzucker, einem Mikrocomputer, einer Minipumpe mit Insulinspeicher, einem Insulinreservoir, einem elektronischen Alarmsystem mit Sender für ein externes Kontrollgerät, einem Ausflußkatheter und einer Umhüllung aus gewebefreundlichem Kunststoff besteht. Von der Verwirklichung ist man aber noch weit entfernt, wobei der »Schwachpunkt« bei der Entwicklung des Blutzuckermessgeräts liegt. Man muss bedenken, dass eine »Zuckersonde«, die ständige Messungen des Blutzuckers durchführen und weitermelden soll, ja dem ständigen Bestreben des Blutes zur Gerinnung und zur Ablagerung von Thromben auf der Messsonde ausgesetzt ist. Implantierungen von Sonden außerhalb der Blutbahn bringen allerdings deutlich bessere Ergebnisse (z. B. Minimed-Sensor). Vom »künstlichen Pankreas« sind wir aber noch weit entfernt.

Insulinpumpen

Die äußerlich tragbaren Insulinpumpen leiten das Insulin – ohne vorgeschaltete automatische Blutzuckermessungen – kontinuierlich in das subkutane Fettgewebe; hierbei ruft der Patient vor den Hauptmahlzeiten zusätzlich eine größere Insulinmenge ab. Diese Systeme sind inzwischen vervollkommnet worden und bedeuten für einen großen Kreis von Patienten einen wesentlichen Vorteil. 10 Prozent aller Typ-1-Diabetiker benutzen mittlerweile eine Insulinpumpe, wobei in Deutschland die Insulinpumpe H-TRON plus im Vordergrund steht.
Mit einer Insulinpumpe bessert sich das Wohlbefinden des Patienten, und auch die Lebensaussichten steigen, da sich der Stoffwechsel stabilisiert. Selbst die Beschwerden von Patienten mit einer schweren diabetischen Nervenstörung (Polyneuropathie) können entscheidend gebessert werden. Man muss betonen, dass es zur Insulinpumpenbehandlung nicht nur eines besonders erfahrenen Arztes, sondern auch eines kooperativen Patienten bedarf.

Transplantation von Bauchspeicheldrüsen und Inselzellen

Vielleicht ist auf die Dauer ein noch größerer Erfolg mit der Transplantation von Bauchspeicheldrüsen oder – besonders Erfolg versprechend – von Inselzellen zu erwarten. Es gibt genügend Berichte über erfolgreiche Transplantationen von Bauchspeicheldrüsen beim Menschen. Dabei ist zu bedenken, dass nur solche Diabetiker für die Transplantation in Betracht kommen, bei denen gleichzeitig eine Nierentransplantation wegen einer schweren Nierenerkrankung durchgeführt werden muss. Nur in diesem Falle kann man die Patienten der nicht ungefährlichen gleichzeitigen Behandlung mit Medikamenten unterziehen, die die Abstoßung des Organs verhindern (so genannte Immunsuppressiva). Eine alleinige Pankreastransplantation ist deswegen bisher nur selten durchgeführt worden, weil ja dabei keine Begründung für eine lebensrettende Maßnahme angegeben werden kann. Die Nierentransplantation ist bei Patienten mit Versagen der Nieren lebensrettend; die Pankreastransplantation hingegen führt nur zu einer gewissen Erleichterung und Verbesserung der Stoffwechselsituation, ist aber wegen der

Abstoßungsgefahr der Drüse und der Behandlung mit den genannten Medikamenten nicht ungefährlich und vor allem nicht unbedingt erforderlich, da ja diese Diabetiker risikolos auch mit mehrfachen Insulinspritzen oder mit Insulinpumpen behandelt werden können. Im Augenblick kann man noch nicht sagen, ob – in Analogie zu Untersuchungen am Tier – diabetische Spätschäden an den Blutgefäßen nach erfolgreicher Pankreastransplantation rückbildungsfähig sind.
Die Transplantation von Inselzellen bringt in der Zukunft möglicherweise die besten Ergebnisse. Die Voraussetzung hierfür wäre aber die Einpflanzung einer großen Zahl funktionstüchtiger, insulinproduzierender Zellen, ohne dass es zur Abstoßung durch den Körper kommt.

Was ist ein diabetisches Koma?

Eigentlich sollte der gut geschulte, richtig behandelte und ständig beim Arzt und zu Hause durch die Selbsttestung kontrollierte Patient dieses Kapitel überhaupt nicht lesen müssen: Ein diabetisches Koma ist bei solchen Patienten auf alle Fälle vermeidbar.

Definition

Unter diabetischem Koma versteht man einen Zustand der extremen Stoffwechselentgleisung mit Blutzuckerwerten zwischen 300 mg/dl und 1000 mg/dl. Gleichzeitig kommt es zu einer Übersäuerung des Blutes, da der Insulinmangel einen überstürzten Fettabbau im Organismus hervorruft.

Natürlich haben solche Patienten, bevor das Koma (Bewusstlosigkeit) eintritt, alle klassischen Symptome des Diabetes, wie wir sie für den Krankheitsbeginn kennenlernten: Durst, Harnflut, Gewichtsabnahme, Schwäche und schließlich Eintrübung des Bewusstseins. Wenn das Koma voll eingetreten ist, kommt es zu einer vertieften Atmung und zu einem obstartigen Acetongeruch der Ausatmungsluft.

Aceton ist ein Abbauprodukt des Fettstoffwechsels. Die Augäpfel sind weich, die Haut ist trocken; es besteht darüber hinaus eine gefährliche Austrocknung des gesamten Körpers. Mitunter treten starke Bauchschmerzen auf, die zu Fehldiagnosen führen können.

Für die Zukunftsaussichten des Patienten entscheidend sind Erfahrung und Sorgfalt des erstbehandelnden Arztes, der das Krankheitsbild erkennen und die sofortige Einweisung des Patienten in ein Krankenhaus veranlassen muss. Ein Patient im Koma, der länger als 12 Stunden unbehandelt blieb, hat keine guten Überlebenschancen.

Über- oder Unterzucker?

Die Unterscheidung zwischen der Bewusstlosigkeit bei Hypoglykämie (Unterzuckerung) und diabetischem Koma (Überzuckerung und Übersäuerung des Körpers) ist auch für den Laien leicht.

Wenn ein Patient morgens zur Arbeit geht und plötzlich bewusstlos aufgefunden wird, dann ist dies – wenn nicht ein Schlaganfall oder Herzinfarkt vorliegt – bei einem medikamentös, zumeist mit Insulin behandelten Diabetiker oft auf eine Hypoglykämie zurückzuführen. Dieser Patient hat also entweder zu viel Insulin gespritzt oder eine Mahlzeit ausgelassen oder sich in unerwarteter Weise körperlich betätigt, ohne einen entsprechenden Ausgleich bei der Insulin- und Nahrungszufuhr in die Wege geleitet zu haben.

Der Patient mit dem diabetischen Koma hingegen wird sicherlich Stunden und Tage vorher bereits allmählich in den Zustand hineingeglitten sein mit all den zunehmenden Beschwerdezeichen, wie sie oben geschildert wurden.

Behandlung

Der Hausarzt wird solchen Patienten wegen der lebensgefährlichen Austrocknung in erster Linie eine Infusion geben und eine sofortige Krankenhausbehandlung veranlassen. Im Krankenhaus wird der Insulinmangel vorsichtig mit kleinen Insulinmengen allmählich ausgeglichen; außerdem wird in den ersten 24 Stunden so

viel an Flüssigkeit gegeben, wie etwa 10 % des Körpergewichts entspricht (bei einem 70 kg schweren Menschen müßten also 7 Liter Flüssigkeit mit Salzen intravenös infundiert werden).
Auf die übrigen Probleme der Komabehandlung in der Klinik kann hier nicht näher eingegangen werden. Nur soviel sei gesagt, dass eine der wichtigsten Maßnahmen für den Patienten in einer gründlichen Schulung besteht: Der Zustand darf sich nie wiederholen und kann dies auch nicht, wenn der Patient seine Selbstkontrollen und die Kontrollen beim Arzt ernst nimmt.

Diabetes im Kindes- und Jugendalter – eine besondere Problematik

Im Kindes- und Jugendalter ist vorwiegend ein Typ-1-Diabetes zu erwarten (siehe Seite 112). Allerdings ist mittlerweile auch der Typ-2-Diabetes bei bezeichnenderweise besonders dicken Kindern im Vormarsch begriffen. Bei etwa 1 % aller Diabetiker tritt die Zuckerkrankheit vor dem 17. Lebensjahr auf. In der Bundesrepublik Deutschland leben mehr als 30000 diabetische Kinder und Jugendliche.
Interessant ist, dass nach sofortiger »aggressiver« Insulinbehandlung der Typ-1-Patienten – ohne durch unsinnige Versuche mit einer Tablettentherapie kostbare Zeit zu verlieren – bei etwa 80 % der Patienten eine erhebliche Besserung mit vorübergehendem ständigem Absinken der notwendigen Insulinmengen auftritt. Mitunter ist der behandelnde Arzt sogar versucht, ganz mit der Insulintherapie aufzuhören; das sollte er aber keinesfalls tun. Aus prinzipiellen Gründen sollte man die Therapie auch mit kleinen Insulindosen (mitunter sogar nur 1 bis 2 Einheiten täglich) fortführen. Man spricht dann von einer Remissionsphase. Sie kann zwischen einigen Wochen und 1 bis 2 Jahren dauern.
Kein diabetisches Kind muss heutzutage noch hungern, wenn es nicht erheblich übergewichtig ist. Gerade bei den extrem Übergewichtigen kann – wie gesagt – manchmal ein Typ-2-Diabetes vorliegen, der durch eine massive Gewichtsabnahme völlig zum Verschwinden kommt. Dies ist aber noch immer die Ausnahme und nicht die Regel. Die Art und Weise der Insulinbehandlung, die im Prinzip bei

Kindern und Jugendlichen – von der kleineren Dosis einmal abgesehen – identisch ist mit der bei Erwachsenen geübten Therapie, wurde bereits besprochen (siehe Seite 129).

Unterzuckerung bei Kindern

Von großer Bedeutung sind Unterzuckerungen bei Kindern. Sie sind zwar nicht so gefährlich, wie sie oft hingestellt werden, und sind bis zu einem gewissen Grad der Preis für eine gute Diabeteseinstellung mit niedrigen Blutzuckerwerten. Andererseits soll man aber schwere, ständig auftretende Hypoglykämien, die Hirnschäden verursachen können, vermeiden. Gar nicht leicht ist es, nächtliche Unterzuckerungen zu erkennen. Unruhiger Schlaf mit quälenden Träumen, Kopfschmerzen und Zerschlagenheit am nächsten Tag sind Hinweise für Kind, Eltern und Arzt. Gern wird den Eltern eine Ampulle Glukagon verschrieben, das den Blutzucker erhöht (siehe Seite 17). Glukagon kann von den Eltern subkutan (unter die Haut) oder in den Muskel (also nicht intravenös, was der Laie im Allgemeinen nicht beherrscht) gespritzt werden, ehe der wegen einer schweren Hypoglykämie mit Bewusstlosigkeit alarmierte Arzt erscheint. Der Vorteil dieser Injektion liegt darin, dass Glukagon gleichsam die Zuckerreserven der Leber »auspresst« und fast stets ein frühzeitiges Erwachen des Kindes bewirkt. Allerdings muss das Kind sofort, nachdem es aus der Bewusstlosigkeit erwacht ist, reichlich Kohlenhydrate aufnehmen, um einem erneuten Rückfall in die Hypoglykämie zu begegnen.

Probleme diabetischer Schulkinder

An dieser Stelle sei ein von Mehnert und Schaub für die bayerischen Lehrer herausgegebenes Merkblatt wörtlich wiedergegeben, da es die besonderen Probleme diabetischer Schulkinder beleuchtet:

Der Diabetes mellitus (Zuckerkrankheit) ist eine Erkrankung, die auch in frühen Lebensjahren auftreten kann. Es wird angenommen, dass in der Bundesrepublik mehr als 30000 Kinder und Jugendliche bis zum 18. Lebensjahr an Diabetes

erkrankt sind. Diese Zahl ist so groß, dass jede Lehrerin und jeder Lehrer damit rechnen muss, irgendwann einmal mit den Problemen eines jungen diabetischen Menschen konfrontiert zu werden.
Die Eltern diabetischer Kinder werden von den Ärzten darauf hingewiesen, dass der Diabetes des Kindes für Lehrer und Mitschüler kein Geheimnis bleiben soll. Diabetes ist weder ansteckend noch – bei richtiger Behandlung – in geistiger und körperlicher Hinsicht leistungsmindernd. Diabetische Kinder und Jugendliche sind den Anforderungen der Schule in der Regel genauso gewachsen wie ihre Altersgenossen; sie sollen keine Sonderstellung genießen.

Hinweise für das Lehrpersonal im Umgang mit den jungen Diabetikern

1. Wenn der Schule mitgeteilt wird, dass ein Kind diabetisch ist, sollen Gespräche mit den Eltern ergeben, inwieweit das Kind ärztlicherseits als voll belastbar angesehen wird. In der Regel ist eine volle Belastbarkeit gegeben, z.B. Teilnahme an Turnunterricht und Wandertagen.
2. Fast alle diabetischen Kinder und Jugendlichen müssen täglich Insulin spritzen, da der Diabetes auf einer Unfähigkeit der Bauchspeicheldrüse beruht, selbst genügend Insulin zu produzieren. Eine der Insulininjektionen erfolgt fast stets morgens zu Hause vor dem ersten Frühstück. Die Hauptwirkung des Insulins, die Senkung des Blutzuckers, macht sich zumeist im Laufe des Vormittags, also bevorzugt während der Schulzeit bemerkbar. Nicht immer gelingt es, Nahrungszufuhr und Insulinspritze so aufeinander abzustimmen, dass der Blutzuckerwert im Normalbereich oder im leicht erhöhten Bereich bleibt. Gelegentlich kann es vielmehr zu Unterzuckerreaktionen kommen, die das Kind aber fast immer rechtzeitig bemerkt und bekämpfen kann.

Anzeichen für eine Unterzuckerung

Schweißausbruch, Zittern, Herzklopfen, Blässe, Kopfschmerzen und unkontrollierte Reaktionen können Ausdruck der Unterzuckerung sein, was durch eine sofortige Blutzuckerselbstkontrolle mit Teststreifen bestätigt werden soll. In einem solchen Fall soll das Kind rasch etwas Nahrung (Kohlenhydrate), wie Brot, Zwieback, Obst zu sich nehmen oder – bei stärkeren Reaktionen – einige Stücke Würfelzucker essen. Da das Kind in dieser Situation mit der Nahrungszufuhr keinesfalls bis zur Pause warten darf, muss ihm gestattet und sogar ausdrücklich geraten werden, sofort – auch während des Unterrichts – etwas zu essen. Die Scheu des Kindes vor dieser Maßnahme soll durch ein Gespräch bereits bei der Einschulung bzw. nach Auftreten des Diabetes genommen werden. Die Unterzuckerungserscheinungen treten dann auf, wenn

- zu viel Insulin gespritzt wurde,
- zu wenig gegessen worden ist oder
- eine unvorhergesehene, zu starke körperliche Tätigkeit vorlag.

Deswegen werden die diabetischen Kinder von ihren Ärzten darauf aufmerksam gemacht, z.B. an Tagen, an denen sie Turnunterricht haben, etwas mehr zum Frühstück zu essen bzw. etwas weniger Insulin zu spritzen. Unterzuckerreaktionen, die mit Bewusstlosigkeit einhergehen, sind außerordentlich selten. Als beste Vorbeugemaßnahme gegen Unterzuckerungen ist die regelmäßige Nahrungsaufnahme anzusehen. Je nach ärztlicher Verordnung soll das Kind in den Schulpausen ein zweites und eventuell drittes Frühstück einnehmen. Auch hier sollten die Mitschüler informiert werden, dass das diabetische Kind sein Pausenbrot auch außer der Reihe essen darf.

3. Im Allgemeinen sind die beschriebenen, durch die Insulinwirkung hervorgerufenen Unterzuckerreaktionen harmlos und vermeidbar. Treten solche

Reaktionen jedoch häufig auf, ist eine ärztliche bzw. klinische Überprüfung der verordneten Insulindosis angezeigt. Deswegen sollten die Erzieher diabetischer Kinder die Eltern von derartigen Insulinreaktionen unbedingt unterrichten. Für den seltenen Fall einer mit Bewußtlosigkeit einhergehenden Unterzuckerreaktion sind Benachrichtigungsmöglichkeiten (Telefonkontakt mit dem Elternhaus bzw. mit dem Notarzt) zu vereinbaren.

4. Bei Kindern, die im Vorschulalter an Diabetes erkrankt sind, ergeben sich weniger Probleme, da sie sich an die veränderte Lebenssituation bereits gewöhnt haben.
   Die Neuerkrankung eines Schulkindes kann hingegen zu Problemen führen; denn zum einen kommt es durch den Krankenhausaufenthalt zu einem Zeitversäumnis, zum anderen befindet sich das Kind besonders am Anfang in einer neuen, psychisch belastenden Situation. Hier liegt eine wichtige Aufgabe für die Lehrer, das Kind über diese Situation hinwegzubringen und als »bedingt gesund« in den Schulbetrieb einzuordnen.
5. Die allgemein angestrebte Zusammenarbeit zwischen Lehrern und Eltern ist im Falle des diabetischen Kindes und Jugendlichen von besonderer Bedeutung. Der Diabetes kann und soll nicht als Ausrede für schlechtere Leistungen in der Schule dienen. Wenn aber durch eine kritische Entwicklung der Erkrankung Schulversäumnisse entstehen, muss versucht werden, dem Kind über diese Situation hinwegzuhelfen: Es muss ein Mittelweg zwischen Überbewertung und Bagatellisierung der Erkrankung gefunden werden. Die Erfüllung dieser Aufgabe durch Eltern und Ärzte und nicht zuletzt durch die Erzieher ist ein wichtiges Fundament für die psychische und körperliche Entwicklung des diabetischen Kindes und Jugendlichen.«

Können Diabetikerinnen Kinder bekommen?

Vor der Entdeckung des Insulins war eine Schwangerschaft bei Diabetikerinnen äußerst selten, die Geburt eines lebenden Kindes wurde geradezu als medizinische Sensation dargestellt. Mit der Entwicklung des Insulins und der Verbesserung der Behandlungsmöglichkeiten der jugendlichen Diabetiker hat jedoch die Zahl der Frauen, die trotz Diabetes Kinder bekommen, ständig zugenommen.
Die Fruchtbarkeit war mit der Entwicklung der Insulintherapie rasch normalisiert. Die Sterblichkeit der Kinder vor, während oder nach der Entbindung betrug aber anfänglich bis zu 40 %, sank dann auf 10 bis 20 % ab und wird jetzt häufig mit 1 % angegeben. Von entscheidender Bedeutung ist die strenge Stoffwechselführung der diabetischen Schwangeren mit einer Normalisierung der Blutzuckerwerte durch häufige Insulininjektionen oder auch gelegentlich durch den Einsatz der Insulinpumpe. In unserer eigenen Klinik hatten wir in den Jahren 1971 bis 1979 bei 78 Entbindungen immerhin noch 11 kindliche Todesfälle (= 14 %). Durch die Einführung der neuen optimierten Insulinbehandlung und der exzellenten Zusammenarbeit mit Kinderärzten und unserer Frauenklinik konnten wir in den Jahren 1980 bis 1983 erreichen, dass bei 88 Entbindungen kein Kind verstarb. Diese Erfolgsserie konnte bis jetzt fortgesetzt werden.
Natürlich muss man wissen, dass die Schwangerschaft die Auslösung eines Diabetes fördert (siehe Seite 116) bzw. dass bei vorhandenem Diabetes sich die Blutzuckerwerte vorübergehend verschlechtern. Dies sind aber keine Gründe, dass Diabetikerinnen auf Kinder verzichten müssen, wenn nicht extreme Gefäßkomplikationen das Austragen eines gesunden Kindes äußerst unwahrscheinlich machen. Nur in diesen Fällen sollte der Arzt zu einer Schwangerschaftsunterbrechung raten.

Wie steht es mit Missbildungen des Kindes?

Der Anteil an Missbildungen ist bei den Kindern diabetischer Mütter höher als bei nichtdiabetischen Frauen. Wenn eine entsprechende Familienplanung betrieben wird und die Patientinnen bereits hervorragend eingestellt in die Schwangerschaft hineingehen, hat sich aber – wie Untersuchungen aus Ostdeutschland zeigten – eine völlige Annäherung der Missbildungsrate an die sowieso schon geringen Zahlen bei nichtdiabetischen Müttern erreichen lassen.

Übergewicht bei der Geburt

Häufig sind die Kinder diabetischer Mütter bei der Geburt stark übergewichtig. Als Faustregel darf gelten, dass sie um so übergewichtiger sind, je unbefriedigender die Stoffwechselführung während der Schwangerschaft gewesen ist. Man erklärt sich dies mit den hohen Blutzuckerspiegeln der Schwangeren, die über den Mutterkuchen (Plazenta) hinweg auch den Blutzucker im Körper der Leibesfrucht erhöhten und das Kind im Mutterleib gewissermaßen gemästet haben. Trotzdem muss man zugeben, dass auch bei gut eingestellten Diabetikerinnen gelegentlich eine Übergewichtigkeit und eine größere Körperlänge des Kindes besteht. Aus diesem Grunde kann es erforderlich werden, dass die Schwangerschaft vorzeitig – also z.B. durch Zufuhr von Wehenmitteln oder aber durch einen Kaiserschnitt – beendet wird. Je strikter die Stoffwechseleinstellung während der Schwangerschaft war, desto eher kann man sich allerdings auch bei diabetischen Frauen dem üblichen Zeitpunkt der Entbindung nähern.

Die Gefäße des Diabetikers

Das Schicksal des Diabetikers wird immer mehr durch Auftreten und Ausmaß diabetischer Gefäßerkrankungen bestimmt (vgl. Abb. Seite 117). Gefäßerkrankungen an Herz, Nieren und Beinen bedrohen das Leben des Diabetikers in erster Linie. Darüber hinaus sind Schäden am Augenhintergrund infolge der mitunter zur Erblindung führenden typischen Erkrankung der Netzhautgefäße (Retinopathie) gefürchtet, da sie die Arbeits- und Leistungsfähigkeit des Diabetikers stark beeinträchtigen können. Bei den Gefäßkrankheiten des Diabetikers hat es sich als zweckmäßig erwiesen, eine Erkrankung der kleinen Gefäße (Mikroangiopathie) von der der großen Gefäße (Makroangiopathie) zu unterscheiden. Die Makroangiopathie entspricht dabei im Wesentlichen der schon im Kapitel »Fettstoffwechselstörungen« abgehandelten Arteriosklerose; sie tritt allerdings bei Diabetikern vorzeitig und in verstärktem Ausmaß auf. Vor allem diabetische Frauen sind wesentlich häufiger betroffen als Nichtdiabetikerinnen.

Mikroangiopathie

Für die Entstehung der Mikroangiopathie spielt die mangelhafte Diabeteseinstellung mit der Überzuckerung des Körpers eine entscheidende Rolle. Aber auch ein hoher Blutdruck und das Rauchen sind – ebenso wie für die Arteriosklerose – nachteilige Manifestationsfaktoren.

Der folgenden Abbildung kann man entnehmen, wie sich die Mikroangiopathie im Verlauf zum Diabetes entwickelt. Es ist deutlich zu erkennen, dass eine Verkürzung des Abstandes zwischen Beginn des manifesten Diabetes und Diagnose (zum Beispiel durch Früherkennungsmaßnahmen, siehe Seite 119) und damit eine rechtzeitig eingeleitete Therapie entscheidend wichtig wären; sie haben die gleiche Bedeutung wie die exakte Stoffwechselführung nach Feststellung des Diabetes.

Stoffwechselstörung und Mikroangiopathie

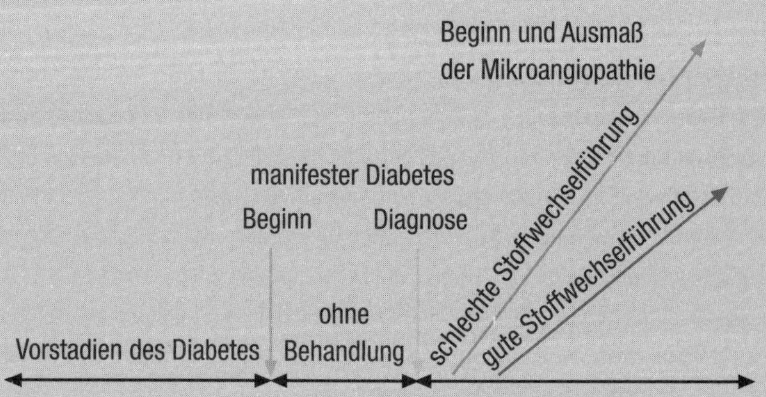

Beginn und Ausmaß der Mikroangiopathie sind abhängig:

- von der Dauer das manifesten Diabetes
- von der Läge des behandlungsfreien Intervalls zwischen Diabetesmanifestation und Diagnose
- von der Qualität der Diabeteseinstellung

Netzhauterkrankung

Ist die Mikroangiopathie einmal aufgetreten, kann man das Fortschreiten der Netzhautgefäßerkrankung durch Licht- oder Laserkoagulation hemmen, ohne dass das Sehvermögen eingeschränkt wird. Diese von dem deutschen Arzt Meyer-Schwickerath entwickelte Methode hat sich weltweit durchgesetzt und beruht auf der Koagulation von kleinsten, zur Blutung neigenden Gefäßen durch Licht- oder Laserstrahlen, die durch die Pupille auf den Augenhintergrund gerichtet werden. Immerhin ist damit zu rechnen, dass im Durchschnitt bei jedem vierten Diabetiker eine ausgeprägte Retinopathie auftritt. Die Abhängigkeit von der Diabetesdauer und von der Art der Stoffwechseleinstellung ist offenkundig (siehe Seite 144).

Nierenerkrankung

Eine zweite wichtige Form der Mikroangiopathie betrifft die klassische diabetische Nierenerkrankung (diabetische Glomerulosklerose). Sie geht einher mit hohem Blutdruck, Wassereinlagerungen und Eiweißausscheidung im Urin. Eine erfolgversprechende direkte Behandlung dieses Krankheitsbildes ist nicht bekannt. Bei Fortschreiten müssen die Patienten in speziellen Nierenzentren dialysiert werden. Man kann aber auch eine Nierentransplantation versuchen (siehe Seite 134).

Makroangiopathie

Wegen der Abhandlung im Kapitel »Fettstoffwechselstörungen« bedarf es nur noch einiger Ergänzungen. Gewisse Unterschiede bestehen zwischen der Arteriosklerose des Nichtdiabetikers und der Makroangiopathie bei Diabetikern. Insbesondere wird darauf hingewiesen, dass sich die Makroangiopathie des

Diabetikers oft eher diffus vor allem über die Gefäßabschnitte des Beines verbreitet, während es bei der üblichen Arteriosklerose oft zu einzelnen engen Stellen (Stenosierungen) an den Gefäßen kommt.

Wichtig

Die so gefährliche Herzkranzgefäßerkrankung tritt bei Diabetikern drei- bis fünfmal häufiger pro Altersklasse auf als bei Nichtdiabetikern. Auch diabetische Frauen (selbst vor dem Klimakterium) sind häufig betroffen. Beim Herzinfarkt wird eine höhere Sterblichkeit und ein vermehrtes Auftreten der für Diabetiker charakteristischen schmerzarmen »stummen« Infarkte beobachtet. Man nimmt an, dass hier die Erhöhung der Blutfette (aggressives LDL-Cholesterin) bedeutsam ist und dass eine gleichzeitig vorhandene diabetische Nervenerkrankung die Schmerzvermittlung behindert.

Die Hirngefäßdurchblutung kann durch eine Zerebralsklerose bei Diabetikern natürlich ebenfalls beeinflußt sein. Hier spielt – wie beim Nichtdiabetiker – eine gleichzeitig vorhandene Blutdruckerhöhung (Hypertonie) eine wichtige Rolle und bedarf der intensiven Behandlung. Überhaupt muss man sich davon freimachen, bei Diabetikern nur immer gebannt auf den Blut- und Harnzucker zu schauen und die Ausschaltung zusätzlicher Risikofaktoren (Fettstoffwechselstörungen, hoher Blutdruck, Rauchen, Gicht, Übergewicht) zu vernachlässigen.

Was versteht man unter »Zuckerbrand«?

Wie an den Hirngefäßen tritt die Makroangiopathie bei Diabetikern auch an den Beinen häufiger auf. Allerdings ist hier oft die Erkrankung der Beinnerven charakteristisch, die im Zusammenhang mit der Infektionsneigung und der Schmerzunempfindlichkeit zu dem gefürchteten »Zuckerbrand« (diabetische Gangrän) führen kann. Gerade bei diesem Krankheitsbild ist die Schulung der Patienten (vorwiegend Typ-2-Diabetiker) entscheidend hilfreich für die Vorbeugung (s.u.).

Behandlung und Vorbeugung

Heutzutage kann mit der Gefäßchirurgie die Durchlässigkeit verengter oder verschlossener größerer Blutgefäße lokal bewerkstelligt werden. Ebenso gibt es – dies alles gilt auch für den Nichtdiabetiker – die Möglichkeit, verengte Gefäße mit besonderen Sonden zu dehnen. Im Übrigen wird die Behandlung der Gefäßerkrankungen bei Diabetikern vor allem in drei Maßnahmen bestehen:

- Gute Einstellung des Diabetes
- Normalisierung erhöhter Blutdruckwerte
- Behandlung der eventuell gleichzeitig vorhandenen Fettstoffwechselstörungen

Bei der Hochdruckbehandlung des Diabetikers gibt es einige Probleme, da bestimmte Medikamente den Blutzucker erhöhen können. Der Arzt wird entscheiden, welches Präparat im Einzelfall am besten geeignet ist.

Behandlung des diabetischen Fußes

Für Patienten mit diabetischem Fuß oder Zuckerbrand muss eine umgehende stationäre Pflege verordnet werden. Dabei sind mitunter bestimmte Infusionen angezeigt, welche die Fließfähigkeit des Blutes verbessern. Wichtig ist die Behandlung am Ort: Abgestorbenes Gewebe muss regelmäßig abgetragen werden. Eine Behandlung mit Bakterien abtötenden Antibiotika ist bei einer entsprechenden Entzündung unbedingt erforderlich. Mitunter wird man allerdings um eine Amputation bei zunehmenden Schmerzen und fortschreitender Infektion nicht herumkommen. 25 bis 30 % aller Krankenhauskosten, die für Diabetiker entstehen, werden durch Patienten mit diabetischem Fuß verursacht. Daraus ergibt sich natürlich der zwingende Schluß, dass die schon erwähnte Vorbeugung und eine gründliche Schulung entscheidend wichtig sind.

Wichtig

Der diabetische Patient muss schlecht sitzendes Schuhwerk, falsche Fußpflege, fehlerhaftes Schneiden von Nägeln und überheißes Baden der Füße vermeiden. Auch an den Reiz von Heftpflastern oder das Tragen zu enger Strümpfe sollte gedacht werden. Besonders in höherem Alter soll man täglich seine Füße anschauen, um schon bei kleinen Verletzungen sofort den Arzt aufzusuchen.

Im Zusammenhang mit den diabetischen Gefäßerkrankungen ist zu betonen, dass nach Einführung des Insulins in die Behandlung des Diabetes sozusagen »das zweite Gesicht« der Krankheit entdeckt wurde: Der Verlauf des Diabetes wird immer mehr durch Komplikationen geprägt, die vorher weitgehend unbekannt waren. War da nicht letztlich die Entdeckung des Insulins ein böses Geschenk für die Diabetiker, die nun ihr Leben nur um den Preis anderer Leiden verlängert fanden? Diese Frage darf man entschieden verneinen, da wir viele Möglichkeiten haben, um Spätkomplikationen abzuschwächen, zu verzögern oder sogar zu verhindern.

Die diabetische Nervenerkrankung

Mit Nachdruck sei darauf hingewiesen, dass eine diabetische Polyneuropathie – wie die diabetische Nervenerkrankung von den Ärzten genannt wird – den Patienten in schlimmer Weise belästigen kann. Auch der oben besprochene »diabetische Fuß« wird überwiegend durch die Polyneuropathie verursacht. Hautbrennen, Nervenschmerzen, Muskelschmerzen, Wadenkrämpfe können auftreten und insbesondere zu schweren Schlafstörungen führen. Neben diesen Erkrankungen der sensiblen (empfindlichen) Nerven kann es leider auch zu Erkrankungen jener Nerven kommen, die nicht dem Willen unterliegen oder den Schmerz anzeigen. Dies kann dann Blasenstörungen, Durchfall oder Verstopfung und auch Impotenz hervorrufen.

Die Behandlungsmöglichkeiten sind leider eingeschränkt und beruhen im wesentlichen auf einer strengen Diabeteseinstellung, unter Umständen mit dem Einsatz von Insulinpumpen, und auf der intravenösen oder oralen Verabreichung von Thioctsäure (Thioctazid HR), einem wichtigen und hochwirksamen Medikament.

Sonstige Erkrankungen und Komplikationen

Über die Probleme an den Augen wurde bereits gesprochen. Hier muss man darauf hinweisen, dass auch der graue Star (Linsentrübung) bei Diabetikern gehäuft auftritt (wieder in Abhängigkeit von der Qualität der Stoffwechselführung).

Diabetiker entwickeln – wiederum in Abhängigkeit von der Qualität der Behandlung – häufiger Hauterkrankungen mit zum Teil spezifischer, zum Teil aber durchaus unspezifischer Natur. So sollen Pilzerkrankungen und eitrige Hauterkrankungen bei schlecht eingestellten Diabetikern häufiger auftreten.

Leberverfettung soll bei Diabetikern immer wieder vorkommen, wobei hierfür allerdings das Übergewicht und ein womöglich gleichzeitiger Alkoholkonsum die entscheidende Rolle spielen dürften.

Operationen – für Diabetiker ein Problem?

Operationen kann sich heutzutage jeder Diabetiker unterziehen. Auch die Narkose stellt im Gegensatz zu früher kein Problem mehr dar. Allerdings sollte vor der Operation eine möglichst ausgeglichene Stoffwechsellage erzielt werden und die Operation zum günstigsten Zeitpunkt (erfahrungsgemäß zum Wochenanfang und am frühen Morgen) durchgeführt werden. Auf diese Weise ist eine optimale Betreuung in der Klinik gewährleistet, weil im Anschluss an die Operation häufig stärkere Stoffwechselschwankungen auftreten.

Außer der typischen diabetischen Niere (diabetische Glomerulosklerose, siehe Seite 145) können Diabetiker auch an einer bakteriellen Erkrankung der Niere

leiden. Hierfür gelten die gleichen Richtlinien – Behandlung mit Bakterien abtötenden Mitteln – wie bei Nichtdiabetikern.
Stresssituationen aller Art können den Diabetes beeinflussen, wobei die seelischen Belastungen häufig überschätzt werden. Trotzdem weiß der erfahrene Diabetesarzt, dass etwa ein diabetisches Kind, das Schulsorgen hat, vorübergehend starke Stoffwechselschwankungen aufweisen kann. Natürlich verschlechtern Infektionen die Einstellung des Diabetes mitunter beträchtlich. Diese Infektionen müssen in der üblichen Weise behandelt, der Stoffwechsel – etwa durch Erhöhung der Insulindosis – darauf eingestellt werden.

Sozialmedizinische Probleme

Berufsaussichten

Es gibt nur wenige Berufe, die Diabetiker nicht ergreifen dürfen. Hierzu zählen in erster Linie solche beruflichen Tätigkeiten, die aus Gründen der allgemeinen Sicherheit nicht gewählt werden dürfen (Lokomotivführer, Berufskraftfahrer, Flugpilot, Schrankenwärter). Man wird dann auch keinen Unterschied machen dürfen, ob die Patienten Insulin spritzen oder nicht. Selbst unter Tablettenbehandlung gibt es Unterzuckerungserscheinungen, die natürlich das Führen eines Omnibusses oder eines Flugzeugs unmöglich machen. Gegen das Führen eines privaten Kraftfahrzeuges bei gut eingestellten Diabetikern bestehen hingegen keine Einwendungen.
Weiterhin wird man Diabetikern um ihrer eigenen Sicherheit willen von Berufen wie Dachdecker, Schornsteinfeger, Maurer, Telegraphenarbeiter, Hochofenarbeiter oder Feuerwehrmann abraten. Im Falle einer Hypoglykämie können Diabetiker dabei leicht verunglücken.
Eine dritte Berufsrichtung (Gastwirte, Konditoren, Köche) ist deswegen für Diabetiker nachteilig, da es zu Kollisionen mit der verordneten Diät kommen kann. Ähnliche Überlegungen gelten auch für eine vierte Gruppe (Künstler, Vertreter,

Schichtarbeiter, Politiker), bei der die unregelmäßige Lebensweise für den Verlauf des Diabetes ungünstig ist. Alle anderen Berufe können von Diabetikern durchaus ausgeübt werden.

Günstige Berufe für Diabetiker

Sehr gute Voraussetzungen sind für solche Berufe gegeben, die eine Diätverpflegung und eine regelmäßige Stoffwechselkontrolle am Arbeitsplatz ermöglichen. Dies betrifft natürlich den Arztberuf ebenso wie Heilhilfsberufe (Krankenschwester, Pfleger, Arzthelferin, Laborantin, Diätassistentin, Krankengymnastin).

Die Voraussetzungen sind auch günstig bei Angestellten und Beamten im Dienste von Krankenhäusern, Instituten, Gesundheitsämtern sowie für sämtliche Lehrberufe.

Richtlinien der Deutschen Diabetes-Gesellschaft für Diabetiker im öffentlichen Dienst

Für die Einstellung und Beschäftigung von Diabetikern im öffentlichen Dienst hat die Deutsche Diabetes-Gesellschaft folgende Richtlinien aufgestellt, die ausschnittweise hier wörtlich wiedergegeben werden sollen:

1. Der generelle Ausschluss des Diabetikers von pensionsberechtigten Anstellungen im Staatsdienst und vergleichbaren Institutionen ist aus medizinischen Gründen nicht gerechtfertigt.
2. Für die Einstellung in die genannten Tätigkeiten kommen alle arbeitsfähigen Diabetiker in Betracht, deren Stoffwechselstörung mit Diät allein, mit Diät und oralen Antidiabetika und (oder) Insulin auf Dauer gut einstellbar ist. Durch eine gute Stoffwechselkontrolle wird das Risiko diabetesspezifischer Komplikationen verringert.

3. Diabetische Bewerber auf solchen Stellen sollten frei von diabetesspezifischen Komplikationen an Augen und Nieren sein. Die Feststellung solcher Befunde hat durch fachärztliche Augenhintergrunduntersuchungen (Fundoskopie) sowie durch den kompletten Harnstatus und die Bestimmung des Kreatininwertes im Serum zu erfolgen.
4. Diabetiker, die rein diätetisch behandelt werden, können jede Tätigkeit ausüben, zu der sie nach Vorbildung und Leistung auch sonst geeignet wären. Insulinbehandelte Diabetiker sollen nach Möglichkeit keine Tätigkeiten verrichten, die unregelmäßige Arbeitszeiten erfordern. Sie sollten ferner nicht zu Tätigkeiten herangezogen werden, die beim Eintritt hypoglykämischer Reaktionen Gefahr für sie selbst oder ihre Umwelt mit sich bringen, z.B. als Fahrer öffentlicher Verkehrsmittel (hierauf wurde bei den verschiedenen Berufsgruppen bereits eingegangen).
5. Diabetische Bewerber müssen ein ärztliches Zeugnis vorweisen, aus dem die Qualität der Stoffwechselführung, der Nachweis regelmäßiger und langfristiger Stoffwechselkontrollen sowie die Bereitschaft zur Kooperation hervorgehen. Zur Beurteilung der Einstellungsqualität werden die unter Punkt 6 genannten Grenzwerte für die Blutzuckerkonzentration zugrundegelegt. Zusätzlich soll die Bestimmung des glykosylierten Hämoglobins (HbA_1 oder HbA_{1c}) herangezogen werden (siehe Seite 120). Die Eignung des Bewerbers soll in der Regel durch ein fachärztliches Gutachten geklärt werden, das von einem diabetologisch erfahrenen Arzt oder in einer Diabetesklinik erstellt werden sollte.
6. Die Beurteilung der Qualität der Stoffwechselführung soll individuell erfolgen. Ein überwiegend ausgeglichener Stoffwechselzustand sollte dokumentiert werden. Für nicht mit Insulin behandelte Diabetiker ist überwiegend Harnzuckerfreiheit zu fordern. Bei insulinbehandelten Diabetikern sollte die Mehrzahl der Harnproben zuckerfrei sein. Zur Beurteilung der Stoffwechsellage sind einzelne Blutzuckerwerte, besonders im Nüchternzustand, ungeeignet. Dasselbe gilt für die Untersuchung einer einzelnen Urinportion. Es ist

erforderlich, wenigstens drei Blutzuckerwerte zu geeigneten Zeiten im Tagesverlauf zu messen; die Maximalwerte sollten bei insulinbehandelten Patienten ein bis zwei Stunden nach den Mahlzeiten nicht wesentlich über 220 mg/dl Blutzucker liegen, bei diät- und tablettenbehandelten nicht über 160 mg/dl.

Diesen Ausführungen folgt dann noch ein ausführlicher Untersuchungskatalog über die vom Arzt anzustellenden Untersuchungen, bevor er sein Gutachten abgibt, ob der Diabetiker im öffentlichen Dienst beschäftigt werden kann.

Krankenversicherung und Schwerbehindertengesetz

Es gibt Krankenversicherungen, die auch diabetische Patienten aufnehmen – allerdings mit einem gewissen Aufschlag. Diabetiker können Aufwendungen für ihre Diabetesdiät steuerlich nicht mehr geltend machen. Nur bei den im Schwerbehindertengesetz gegebenen Voraussetzungen können finanzielle Hilfen durch einen Steuerfreibetrag beantragt werden.
Man muss jedoch überlegen, ob die Beantragung des Schwerbehindertenstatus nicht mehr Nachteile als Vorteile – gerade für junge Menschen – bietet. Der aktenkundige Beleg, dass es sich um einen schwer einstellbaren Diabetes handelt und dass der Diabetiker als Schwerbeschädigter gilt, kann z.B. beim Erwerb eines Führerscheins, bei der Aufnahme in eine Versorgungskasse oder auch bei der Verbeamtung große Schwierigkeiten bieten. Auch bei der allgemeinen Arbeitssuche wird es gerade jetzt in Zeiten höherer Arbeitslosigkeit Schwierigkeiten geben. Im übrigen wird dem Vorurteil Vorschub geleistet, dass Diabetiker nur Menschen zweiter Klasse seien. Allzu leicht wird der Patient deswegen in eine negative soziale Rolle gedrängt, was psychische Störungen zur Folge haben kann. Andererseits verlockt es natürlich manchen Patienten, wenn der schwer einstellbare Diabetes mit 40 bis 60 % Minderung der Erwerbsfähigkeit eingestuft wird und bereits ab 30 % v. H. eine Gleichstellung mit Schwerbeschädigten beim Arbeitsamt beantragt werden kann (dies bedeutet Kündigungsschutz und zusätzlichen Urlaub sowie die Einbringung der oben erwähnten Steuerfreibeträge).

Sportliche Aktivitäten

Der Diabetiker sollte dazu angehalten werden, Sport zu treiben. Allerdings muss man dabei sowohl den Schweregrad des vorliegenden Diabetes als auch die Art des gewünschten Sports berücksichtigen. Ein Diabetiker, der kein Insulin spritzt und keine Komplikationen aufweist, kann jede Art Sport betreiben. Der Anreiz, hier besondere Leistungen zu erbringen, ein normales Körpergewicht und eine trainierte Muskulatur zu fördern, ist von großem Vorteil für solche Patienten. Insulinspritzenden Patienten sollte man allerdings von Sportarten mit extremen und vor allem mit nicht vorhersehbaren körperlichen Belastungen (Laufdisziplinen, Fußball, Boxen, Tennis) abraten. Hier wird eher Gehen, Laufen, Schwimmen, Skiwandern und ähnliches empfohlen. Beim Leistungssport könnte man an Sprung- oder Wurfdisziplinen denken, wobei das Training ebenfalls vom Grundsatz der Mäßigkeit und Regelmäßigkeit geleitet werden muss. Bei vorhandenen schweren Gefäßerkrankungen (z.B. bei der Gefahr von Netzhautblutungen bei vorhandener Retinopathie) muss man allerdings stärkere körperliche Belastungen geradezu verbieten.

Begutachtung von Diabetes

Ein besonderes Problem stellt die Begutachtung von Diabetikern dar, die ihre Erkrankung auf irgendwelche äußeren Ereignisse zurückführen wollen. So verständlich dies auch ist – angesichts der geschilderten Verhältnisse bei der Entstehung von Diabetes, insbesondere im Hinblick auf die Vererbbarkeit der Erkrankung (siehe Seite 112) –, muss hier größte Zurückhaltung geübt werden.

Verletzungen der Bauchspeicheldrüse

Bei schweren Verletzungen der Bauchspeicheldrüse kann man natürlich an einen Zusammenhang zwischen Unfall und Diabetesentstehung denken. Voraussetzung ist allerdings, dass der Diabetes permanent bestehen bleiben muss und vorher keine entsprechenden Anzeichen für die Erkrankung vorlagen. Im Übrigen soll zwischen Verletzung und Diabetes eine unmittelbare zeitliche Beziehung bestehen; die Bauchspeicheldrüse muss nach dem Unfall natürlich auch eine Störung ihrer anderen Funktionen, nämlich bei der Produktion von Bauchspeichel, aufweisen. Es wäre ja nicht einzusehen, dass bei einem Unfall nur die über die ganze Bauchspeicheldrüse verstreuten insulinproduzierenden Inseln (siehe Abbildung Seite 108) geschädigt werden und nicht der andere Anteil, der für die Produktion des Bauchspeichels verantwortlich ist. Die Situation im Hinblick auf die Entstehung des Diabetes ist also von seiten des Gutachters verhältnismäßig eindeutig.

Vorzeitige Manifestation durch äußere Einflüsse

Problematisch ist es, wenn es um die »vorzeitige Manifestation eines Diabetes durch äußere Einflüsse« geht, wenn also nicht die Entstehung, wohl aber die vorzeitige Auslösung zur Debatte steht. Nach Schöffling müssen hierbei die Begleitumstände der Verletzung oder des Unfalls besonders schwer oder außergewöhnlich sein, und die Verletzungsart muss geeignet sein, die Insulinproduktion auszuschalten oder Faktoren zu mobilisieren, die den Diabetes fördern. Psychische Traumen sind besonders schwer zu erfassen und kommen als Diabetesauslöser kaum jemals in Betracht. Immer wieder bemühen sich Diabetiker, auch 50 Jahre nach dem Krieg – von manchen Anwälten schlecht beraten – einen Zusammenhang zwischen Haft oder Gefangenschaft und dem nunmehr aufgetretenen Diabetes zu konstruieren. Man sollte die bedauernswerten Patienten auf die Aussichtslosigkeit dieses Bemühens aufmerksam machen, um ihnen Enttäuschungen und Anwaltskosten zu ersparen. Anders ist es, wenn bereits vor der Haft ein Diabetes bestanden hat. Hier ist es durchaus möglich, dass durch die Ungunst der Verhältnisse, wie durch mangelhafte Versorgung mit Insulin und völliges Fehlen einer Diabetesdiät, die äußeren Umstände den Verlauf des Diabetes richtunggebend verschlimmert haben.

Darf ein Diabetiker Auto fahren?

Diabetiker dürfen in Massenverkehrsmitteln nicht als aktive Fahrer tätig sein (siehe Seite 150). Andererseits ist aber darauf hinzuweisen, dass Diabetiker – wohl wegen der ihnen zumeist anerzogenen Disziplin – weniger PKW-Unfälle verursachen als Nichtdiabetiker. Um so bedauerlicher ist die Tendenz bei manchen Juristen, die dem Diabetiker das Führen eines Kraftfahrzeugs untersagen wollen, wenn der Patient Insulin spritzt. Falsch ist es andererseits auch, wenn Unfälle, die unter Alkoholeinfluss entstanden sind, dann bevorzugt dem Diabetes angelastet werden. Die Hypoglykämie bei insulinspritzenden oder tablettenbehandelten Diabetikern kann natürlich zu einer vorübergehenden Fahruntüchtigkeit führen. Die Statistik besagt aber, dass solche Unfälle äußerst selten sind.

Die Fähigkeit zum Führen eines Kraftfahrzeugs soll lediglich folgenden Diabetikern abgesprochen werden (nach Schöffling):

- Schwer einstellbaren Diabetikern mit häufigen Stoffwechselentgleisungen
- Diabetikern mit schweren Folgekrankheiten an Herz, Nieren oder Gefäßsystem sowie mit einer ausgeprägten Netzhauterkrankung
- Diabetikern mit fortgeschrittener Zerebralsklerose
- Neu erkrankten Diabetikern während der ersten drei Monate der Insulinbehandlung, bei der sowohl gehäuft Unterzuckererscheinungen wie auch flüchtige, harmlose Sehstörungen vorkommen können

Richtlinien für insulinspritzende Kraftfahrer (nach Schöffling)

- Im Kraftfahrzeug müssen immer ausreichende Mengen an schnell verdaulichen, das heißt rasch wirksamen Kohlenhydraten (z.B. Trauben- oder Würfelzucker) griffbereit sein. Auch der Beifahrer sollte den Aufbewahrungsort kennen.
- Bei Verdacht auf einen beginnenden oder abklingenden hypoglykämischen Schock darf eine Autofahrt nicht angetreten werden. Deshalb vorher stets eine Blutzuckerselbstkontrolle durchführen!

- Beim geringsten Verdacht auf einen Schock während der Fahrt muss sofort angehalten werden. Der Fahrer muss Kohlenhydrate zu sich nehmen und abwarten, bis der Schockzustand sicher überwunden ist.
- Vor einer Fahrt darf der Diabetiker niemals mehr als die übliche Insulinmenge spritzen und muss die vorgeschriebene Tageszeit für die Injektion gewissenhaft einhalten.
- Vor Antritt einer Fahrt dürfen niemals weniger Kohlenhydrate gegessen werden als sonst. Empfehlenswert ist deshalb, eher etwas mehr Kohlenhydrate aufzunehmen.
- Bei längeren Fahrten sollte der Diabetiker nach jeder Stunde eine »Kleinigkeit« essen und alle zwei Stunden eine bestimmte Menge an Kohlenhydraten zu sich nehmen.
- Lange Nacht- und andere Fahrten, die den üblichen Tagesrhythmus durcheinander bringen, sollten möglichst unterlassen werden.
- Eine Begrenzung der Fahrgeschwindigkeit aus eigenem Entschluss verhilft zu mehr Sicherheit.
- Der Diabetiker sollte darauf verzichten, Fahrzeuge mit ihrer Höchstgeschwindigkeit auszufahren.
- Jeglicher Alkoholgenuss vor und während der Fahrt ist besonders dem Diabetiker generell verboten.
- Der Diabetikerausweis sollte immer mitgeführt werden.
- Der Diabetiker sollte regelmäßig ärztliche Kontrollen durchführen lassen.

Die Stoffwechselkrankheit Diabetes mellitus wurde besonders ausführlich besprochen, weil es sich einmal um eine häufige Erkrankung handelt, die – einschließlich ihrer Frühformen – mehr als 10 % der Bevölkerung unseres Landes betrifft. Zum anderen liegt hier ein Krankheitsbild vor, das aufgrund der typischen Zweiterkrankungen und Komplikationen in weite Bereiche anderer Fächer der

Medizin eingreift und deswegen einer besonders ausführlichen Besprechung bedurfte. Und schließlich ist der Diabetes mellitus ein Lehrbeispiel dafür, wie sehr die Stoffwechselforschung sich für die Erklärung der Krankheitsursachen und Beschwerden der Patienten sowie für die Diagnose und Behandlung der Diabetiker als nutzbringend erwiesen hat. Eine der gefürchtetsten Erkrankungen unserer Zeit sollte zunehmend an Schrecken verlieren, wenn Arzt und Patient gut zusammenarbeiten und wenn Schulung, ärztliche Überwachung, optimale Behandlung und Selbstkontrolle der Diabetiker garantiert sind.

Seltene Stoffwechselkrankheiten

Es gibt verschiedene Stoffwechselkrankheiten, die vorwiegend im Kindesalter auftreten und wegen ihrer großen Zahl – auch wenn nur wenige Patienten daran erkranken – insgesamt von erheblicher medizinischer Bedeutung sind. In diesem Buch können die zum Teil äußerst komplizierten, biochemische und pathobiochemische Kenntnisse voraussetzenden Krankheiten nicht eingehend besprochen, sondern nur an Einzelbeispielen diskutiert werden. Solche Krankheiten können sämtliche Stoffgruppen betreffen, die für das Funktionieren des menschlichen Organismus wichtig sind. Dies kann schon damit beginnen, dass durch den Ausfall bestimmter Enzyme die Resorption eines Nährstoffs behindert ist. Das gleiche gilt für Erkrankungen, die den eigentlichen Stoffwechsel im Körper berühren, wobei sämtliche Nährstoffe (Kohlenhydrate, Fett, Eiweiß) und andere Stoffwechselprodukte betroffen sein können. Die meisten dieser Krankheiten werden, da sie angeboren sind, im Kindesalter bemerkt und von Kinderärzten behandelt.

Diagnose bereits im Mutterleib

Interessant ist, dass eine immer größer werdende Zahl von erblichen Stoffwechselkrankheiten bereits im Mutterleib diagnostiziert werden kann. Man strebt dabei die Diagnose zwischen der 8. und 18. Schwangerschaftswoche an, um bei Vorliegen einer schweren Stoffwechselstörung eine Schwangerschaftsunterbrechung vornehmen zu können. Insbesondere stützt man sich dabei auf den Nachweis krankhafter Stoffwechselprodukte im Fruchtwasser oder im Urin der Schwangeren. Es gibt aber auch noch andere kompliziertere Methoden. Diese Art der Diagnostik setzt aber voraus, dass man weiß, welche Krankheit man zu erwarten hat, zum Beispiel wegen der bereits erkannten Erkrankung eines zuvor geborenen Kindes.

Möglichkeiten der Behandlung

Mit Bremer und Wendel ist zur Therapie dieser vielen angeborenen Stoffwechselkrankheiten zu sagen, dass die Ansätze hierfür sehr verschieden sind. So kann man möglicherweise schädlich wirkende – weil oft nicht verwertbare – Substanzen aus der Nahrung eliminieren oder in ihrer Menge reduzieren. Man kann ferner besonders große Mengen von Substanzen zuführen, die nicht normal aufgenommen werden, um damit einen Ausgleich zu schaffen. Es gibt schließlich die medikamentöse, gegen einen enzymatischen Prozess gerichtete Behandlung, wie wir sie bei der Therapie der Gicht mit der Gabe von Allopurinol und der damit erzielten verminderten Harnsäurebildung kennenlernten und wie sie auch auf einige andere seltene Krankheitsbilder zutrifft. Und schließlich gibt es auch die Möglichkeiten des mechanischen Schutzes, wenn z.B. bei sehr seltenen Krankheiten die Einwirkung von Sonnenstrahlen schwere Nebenwirkungen mit sich bringen kann.

Eine so genannte kausale Therapie, die gleichsam das Übel an der Wurzel packt, ist bei den erblichen Stoffwechselkrankheiten in der Regel nicht möglich. Immerhin wurde durch die Transplantation von gesunden Organen oder Organteilen versucht, eine Besserung zu erreichen. Bei bestimmten Störungen des Eiweißstoffwechsels ist dies durch Nierentransplantation gelungen; sogar Lebertransplantationen wurden durchgeführt. Man muss aber betonen, dass hier allererste Anfänge vorliegen.

Phenylketonurie

Die so genannte Phenylketonurie ist eine Störung im Aminosäurestoffwechsel. Hier fehlt ein Enzym, das die Aminosäure Phenylalanin in der richtigen Weise abbaut. Patienten, die nicht in Behandlung sind, zeigen ab dem 4. Lebensmonat neurologische Störungen und sind auch in ihrer Intelligenz deutlich reduziert. Die lebensrettende Therapie besteht in einer Ernährungsform, die Phenylalanin in der Nahrung weitgehend vermeidet. Der Blutspiegel sollte zur Kontrolle gemessen werden. Die Krankheit ist so wichtig, dass eine Suchdiagnostik bei allen Säuglingen mit Hilfe bestimmter Tests allgemein angestrebt bzw. bereits durchgeführt wird.

Ahornsirupkrankheit

Eine andere Störung des Aminosäurestoffwechsels, die sehr selten ist, hat den Namen »Ahornsirupkrankheit«. Dieser Name wird auf den maggiartigen Ahornsirupgeruch des Urins der betroffenen Kinder zurückgeführt. Auch hier kommt es zu schweren Störungen, wenn die Verdachtsdiagnose nicht mit Hilfe eines Suchtests rasch gestellt wird. Ein Enzym, das bestimmte verzweigtkettige Aminosäuren abbaut, ist ungenügend vorhanden. Dies kann zu hohen Spiegeln gefährlicher Stoffwechselprodukte führen, die die Kinder akut gefährden. Patienten, die gerettet werden können, müssen eine lebenslange Diät einhalten, die den Minimalbedarf an solchen verzweigtkettigen Aminosäuren genau berücksichtigt.

Störungen des Kohlenhydratstoffwechsels

Bei den Störungen des Kohlenhydratstoffwechsels gibt es – ebenso wie übrigens im Hinblick auf die Resorptionsstörungen bestimmter Aminosäuren – krankhafte Veränderungen in der Aufnahme der Spaltprodukte aus dem Darm. Normalerweise ist die Darmschleimhaut mit verschiedenen Enzymen ausgestattet, die die Resorption der verschiedenen Zucker uneingeschränkt garantieren.

Laktoseintoleranz

Hierbei fehlt das Enzym Laktase oder ist nicht ausreichend vorhanden, sodass der angebotene Milchzucker in der Nahrung nicht in seine Bestandteile (Glukose und Galaktose) zerlegt werden kann. Die angeborene Laktoseintoleranz führt unbehandelt schon sehr früh zum Tode. Eine laktosefreie Nahrung (Sojamilch) ist erforderlich. Andererseits gibt es auch Formen des isolierten Laktasemangels, die sich nur bei höherem Milchkonsum bemerkbar machen. Solche Patienten haben also nicht genügend milchzuckerspaltendes Enzym und bekommen deswegen Beschwerden wie Blähungen, Durchfälle und Übelkeit. Die Diagnose stellt man mit der Untersuchung eines Stückchens Dünndarmschleimhaut. Natürlich kann ein solcher Laktasemangel auch durch chronische Schäden der Dünndarmschleimhaut erworben werden.

Störung des Galaktosestoffwechsels

Diese liegt vor, wenn die Bestandteile des Milchzuckers bereits in den Organismus gelangt sind (der Aufnahmemechanismus also nicht gestört ist), aber dann der Galaktoseumbau aufgrund eines Enzymmangels blockiert wird. Erbrechen, Durchfälle und Hinfälligkeit bereits wenige Tage nach der Milchfütterung beim Kind sowie erhebliche Leberfunktionsstörungen sind Alarmzeichen für jeden Kinderarzt.

Eine vollständige Eliminierung der Galaktose (das heißt wiederum Wegfall der üblichen Milch) aus der Nahrung führt zur völligen Rückbildung dieser Erscheinungen. Kinder mit galaktosefreier Diät entwickeln sich durchaus normal.

Hereditäre Fruktoseintoleranz

Dabei handelt es sich um eine angeborene Verwertungsstörung für Fruchtzucker (Fruktose). Man rechnet damit, dass auf 20000 bis 40000 Menschen (oder mehr) eine Person mit einem solchen Krankheitsbild kommt. Beschwerden treten erstmals auf, wenn jungen Säuglingen fruchtzuckerhaltige Nahrungsmittel (Obstsäfte) zugefüttert werden. Es kommt dann zu Erbrechen und zu Störungen des Gedeihens sowie – wie bei der Galaktoseintoleranz – zu massiven Leberfunktionsstörungen, die unbehandelt zum Tode führen. Auch Unterzuckererscheinungen sind charakteristisch für solche Patienten. Natürlich bleibt der Defekt lebenslang erhalten, sodass die Patienten niemals Fruchtzucker erhalten dürfen. Dies gilt zwingend auch für fruchtzucker- und sorbithaltige Lösungen, die womöglich z.B. im Rahmen einer künstlichen Ernährung (vor und während Operationen) zugeführt werden. Auch dieser Krankheit liegt der Defekt eines Enzyms zugrunde, das die Weiterverarbeitung der Fruktose im Stoffwechsel blockiert.

Glykogenosen

Die sogenannten Glykogenosen gehören zu den häufigsten erblichen Stoffwechselkrankheiten. Dabei wird Glykogen im Übermaß gespeichert, zumeist in Leber, Muskulatur oder auch in allen Geweben. Es fehlt an verschiedenen Enzymen, die einen normalen Glykogenabbau gewährleisten würden. Leider sind die Therapiemöglichkeiten bei den meisten Formen der Glykogenosen sehr unbefriedigend.

Fettstoffwechselstörungen

Neben den bereits geschilderten (siehe Seite 86ff.) kommen noch Defekte im Fettstoffwechsel in Betracht, die im Kindesalter eintreten. Ohne dass hier Einzelheiten gebracht werden sollen, sei darauf hingewiesen, dass die Diagnose schwierig und die Therapie äußerst begrenzt ist. Erfreulicherweise sind diese Krankheiten aber sehr selten. Es gilt allerdings das Gleiche, was anfangs gesagt wurde: Die große Zahl der einzelnen Krankheitsbilder macht trotz der Seltenheit ihres Auftretens dann doch aus, dass verhältnismäßig viele Menschen erkranken.

Völlig außer acht lassen wollen wir an dieser Stelle die Mukopolysaccharidose, bestimmte erbliche Rachitisformen sowie Mineral- und Vitaminstoffwechselstörungen besonderer Art. In diesem Zusammenhang muss auf die zur Verfügung stehenden ausführlichen Lehrbücher verwiesen werden (siehe Literaturverzeichnis).

Abschließend sei erwähnt, dass die große Zahl der erblichen Stoffwechselstörungen, die zumeist auf dem Fehlen oder auf dem Mangel eines Enzyms im Stoffwechsel beruhen, viel dazu beigetragen hat, dass wir bestimmte Stoffwechselabläufe überhaupt erkennen und würdigen konnten. Die Bedeutung eines Enzyms wird natürlich – in höchst bedauerlicher Weise für den Betroffenen – dann besonders klar, wenn man durch den Ausfall dieses Biokatalysators erkennen kann, welche Bedeutung er für das Leben eines Menschen hat. Andererseits darf nicht verkannt werden, dass die solcherart Erkrankten nicht nur Pioniere für die Wissenschaft gewesen sind und bleiben werden, sondern dass durch die damit mögliche Erforschung vieler Stoffwechselabläufe anderen Kranken in entscheidender Weise geholfen wurde, möglicherweise in Zukunft auch mit einer noch in der Entwicklung befindlichen Gentherapie.

Literatur

Im Folgenden werden jene Quellen der Fachliteratur angegeben, die als wichtigste wissenschaftliche Grundlage für dieses Buch gedient haben.

K. H. Bäßler, W. Fekl, K. Lang: Grundbegriffe der Ernährungslehre, 3. Auflage. Springer Verlag, Berlin – Heidelberg – New York 1979

P. Karlson, W. Gerok, W. Groß: Pathobiochemie, 2. Auflage. Georg Thieme Verlag, Stuttgart – New York 1982

H. Mehnert: Typ-2-Diabetes, 3. Auflage. Medikon-Verlag, München 2002

H. Mehnert (Hrsg.) in Zusammenarbeit mit H. J. Bremer, W. Gröbner, U. Wendel, G. Wolfram: Stoffwechselkrankheiten, 3. Auflage. Georg Thieme Verlag, Stuttgart – New York 1985

H. Mehnert, E. Standl, K. H. Usadel: Diabetologie in Klinik und Praxis, 5. Auflage. Georg Thieme Verlag, Stuttgart – New York 2003

E. Standl, H. Mehnert: Das große TRIAS-Handbuch für Diabetiker. Georg Thieme Verlag, Stuttgart 1998

G. Schettler: Der Mensch ist so jung wie seine Gefäße, 3. Auflage. Piper Verlag, München – Zürich 1984

Hilfreiche Adressen

Allgemeine Informationen

Die folgende Liste (angeordnet nach Postleitzahlen) stellt eine Auswahl an Beratungsstellen und Organisationen dar, die mit Gesundheitsvorsorge, Gesundheitspflege und Heilung befasst sind.

Weitere Auskünfte erteilen die zuständigen Gesundheitsämter, Krankenkassen, kirchliche und staatliche Beratungsstellen. Hier können vor allem die örtlichen Selbsthilfegruppen, Gesprächskreise, Betreuungs- und Hilfsdienste und die angebotenen sozialen Dienste erfragt werden.

Bundesverband
Deutsche Schmerzhilfe e.V.
Wietwende 20
21720 Grünendeich
Tel.: (04142) 81 04 34
Fax: (04142) 81 04 35

Bundesselbsthilfeverband für Osteoporose e.V.
Kirchfeldstraße 149
40215 Düsseldorf
Tel.: (0211) 31 91 65
Fax: (0211) 33 22 02

EASD (European Association for the Study of Diabetes)
Merowingerstraße 29
40223 Düsseldorf
Tel.: (0211) 31 67 38
Fax: (0211) 3 19 09 87

Deutsche Diabetes-Gesellschaft
Bürkle-de-la-Camp-Platz 1
44789 Bochum
Tel.: (0234) 9 30 95-6
Fax: (0234) 9 30 95-7

Deutsche Volksgesundheitsbewegung e.V.
Gesundheitspolitischer Verbraucherverband
(Naturheilmittel, Naturheilmethoden, Nahrungsmittel ohne Zusatzstoffe)
Herrenwiese 125
47169 Duisburg
Tel.: (0203) 59 26 43
Fax: (0203) 59 87 00

Bundeszentrale für gesundheitliche Aufklärung
Postfach 91 01 52
51071 Köln
Tel.: (0221) 8 99 22 22
Fax: (0221) 8 99 23 00

Deutsche Rheuma-Liga Bundesverband e.V.
Rheinallee 69
53173 Bonn
Tel.: (0228) 95 75 00
Fax: (0228) 9 57 50 20

Insuliner
Anneliese Kuhn-Prinz
Narzissenweg 17
57548 Kirchen-Freusburg
Tel.: (02741) 93 00-40
Fax: (02741) 93 00-41

Deutscher Diabetiker-Bund e.V.
Bundesgeschäftsstelle
Danziger Weg 1
58511 Lüdenscheid
Tel.: (02351) 98 91 53
Fax: (02351) 98 91 50

Deutsche Arthrosehilfe e.V.
Postfach 11 05 51
60040 Frankfurt/Main
Tel.: (06831) 63 24
Fax: (06831) 94 66 78

Deutsche Herzstiftung e.V.
Vogtstraße 15
60322 Frankfurt/Main
Tel.: (069) 95 51 28-0
Fax: (069) 95 51 28 13

Deutsche Gesellschaft für Ernährung
Im Vogelgesang 40
60488 Frankfurt/Main
Tel.: (069) 9 76 80 30
Fax: (069) 97 68 03 99

Bund diabetischer Kinder und Jugendlicher e.V.
Hahnbrunner Straße 46
67659 Kaiserslautern
Tel.: (0631) 7 64 88
Fax: (0631) 9 72 22

Deutsche Liga zur Bekämpfung des hohen Blutdrucks
Berliner Straße 46
69120 Heidelberg
Tel.: (06221) 41 17 74
Fax: (06221) 40 22 74

Deutsche Migräne- und Kopfschmerzgesellschaft e.V.
Elztal Klinik GmbH
Pfauenstraße 6
79215 Elztal-Oberprechtal
Tel.: (07682) 80 53 33

Deutsche Diabetes-Stiftung
Geschäftsstelle
Unsöldstraße 5
80538 München
Tel.: (089) 21 09 61-19
Fax: (089) 21 09 61-20

Deutsche Diabetes-Union
Prof. Dr. H. Henrichs
Diabetes-Zentrum
Wilhelmstraße 7
49610 Quahkenbrück
Tel.: (95431) 15 28 30
Fax: (95431) 15 28 33

IDF (International Diabetes Federation)
1 Rue Defacqz
B-1050 Bruxelles
Fax: (0032-2) 5 38 51 14

Register